中医内科临证经典丛书

总主编　田思胜　裴颢

U0129837

金匮翼

清·尤　怡◎撰
尹桂平◎校注

（校注版）

中国健康传媒集团
中国医药科技出版社

内容提要

《金匮翼》为清代名医尤怡所撰，是补充其《金匮要略心典》之不足而作，故称为《金匮翼》。全书 8 卷，列证 48 种，每证先述统论，次列证候治法，以法类方，荟萃各家之说，又参以个人临证见解，内容较为全面，对中医内科临床医生临证有较大的参考价值。

图书在版编目（CIP）数据

金匮翼：校注版 /（清）尤怡撰；尹桂平校注 . —北京：中国医药科技出版社，2024.7

（中医内科临证经典丛书 / 田思胜，裴颢总主编）

ISBN 978 - 7 - 5214 - 4597 - 8

Ⅰ . ①金… Ⅱ . ①尤… ②尹… Ⅲ . ①《金匮要略方论》-研究 Ⅳ . ①R222. 39

中国国家版本馆 CIP 数据核字（2024）第 090957 号

美术编辑 陈君杞
版式设计 南博文化

出版 **中国健康传媒集团** ｜ 中国医药科技出版社
地址 北京市海淀区文慧园北路甲 22 号
邮编 100082
电话 发行：010 - 62227427 邮购：010 - 62236938
网址 www. cmstp. com
规格 880 × 1230mm $^1/_{32}$
印张 11
字数 254 千字
版次 2024 年 7 月第 1 版
印次 2024 年 7 月第 1 次印刷
印刷 北京侨友印刷有限公司
经销 全国各地新华书店
书号 ISBN 978 - 7 - 5214 - 4597 - 8
定价 39. 00 元

获取新书信息、投稿、为图书纠错，请扫码联系我们。

《中医内科临证经典丛书》
编委会

| 出版者的话 |

在中医的历史长河中，历代医家留下了数以万计的中医古籍，这些古籍蕴藏着历代医家的思想智慧和实践经验，熟读精研中医古籍是当代中医继承、创新的根基。新中国成立以来，中医界对古籍整理工作十分重视，在经典中医古籍的校勘注释、整理等方面取得了显著成果，这些工作在帮助读者读懂原文方面起到了重要作用。但是，中医古籍数量繁多，从目前对古籍的整理来看，各科中医古籍大多较为散在，主要包含在较大的古籍整理类丛书中，相关专业的师生和临床医生查找起来多有不便。为此，我们根据当今中医学的学科建制，选取较为实用的经典著作按学科分类，可省去相关专业师生和临床医生在浩如烟海的古籍中查找选取的时间，也方便他们对同一学科的古籍进行系统的学习和研究。

本套丛书遴选了15种中医内科经典古籍，包括《内外伤辨惑论》《血证论》《内科摘要》《症因脉治》《证治汇补》《证治百问》《医学传灯》《脾胃论》《痰火点雪》《理虚元鉴》《金匮翼》《活法机要》《慎柔五书》《医学发明》《医醇賸义》。

　　本次校注出版突出以下特点：①遴选底本，保证质量。每种医籍均由专家甄选善本，考据校正，细勘精审，力求原文优质准确。②字斟句酌，精心校注。校注专家精心揣摩，析疑惑谬误之处，解疑难混沌之点，对古籍的版本迥异、疑难字句进行释义。③文前说明，提要钩玄。每本古籍文前皆作校注说明，介绍古籍作者生平、学术特点、成书背景等，主旨精论，纲举目张，以启迪读者。

　　希望本丛书的出版能为中医学子及临床工作者研读中医经典提供有力的支持。

中国医药科技出版社

2024 年 6 月

| 校注说明 |

　　《金匮翼》为清代名医尤怡所撰。尤怡（1650—1749），字在泾，号拙吾，别号饲鹤山人，江苏长洲（今吴县）人。尤氏在医学学术上推崇仲景，对《伤寒论》《金匮要略》颇有研究，从治法角度类证伤寒，独具匠心，对后世医家影响很大。其医学著作有《伤寒贯珠集》8 卷、《金匮要略心典》8 卷、《医学读书记》3 卷、《金匮翼》8 卷，并有后人整理的《静香楼医案》等。

　　《金匮翼》是尤怡补充《金匮要略心典》之不足而作，为内科杂病专著。全书共 8 卷，列证 48 种，每证先述统论，次列证候治法，以法类方，荟萃各家之说，又参以个人临证见解，内容较为全面，对内科杂病的证治有较大的参考价值。

　　《金匮翼》成书于 1768 年，初刻于清嘉庆十八年癸酉（1813），后有诸多传本。本次整理以清嘉庆十八年癸酉吴门徐氏心太平轩藏版赵亮彩刻本（以下称"赵本"）为底本，以 1914 年上海文瑞楼石印本（以下简称"文瑞楼本"）、1936 年曹炳章《中国医学大成》排印本（以下简称"医学大成本"）为校本。校注过程说明如下。

　　1. 原书书首有"金匮翼总目"，各卷卷首有"分卷目录"，今将"总目"与"分卷目录"合并，以使目录清晰。

　　2. 原书有"参校诸同人姓氏"一篇，各卷卷首有"饲鹤山人尤在泾先生怡集、长洲后学徐锦炳南氏读"的书题，今一并删去。

3. 校注采用横排形式，对原文加以句读，并加新式标点。

4. 凡属书中引用的书名、篇名，均加书名号。

5. 书中荟萃各家之说，为方便阅读，出注说明。

6. 因版式的变更，原书中表行文位置之"右""左"，分别径改为"上""下"。

7. 书中的繁体字、异体字、通假字、古今字、俗写字等改为现代通用简体字，不出注。

8. 凡属生僻字、词，出注注音、释义。

9. 底本与校本互异，部分据文义补入文中，出注说明；未补入者，异处在注释中说明。

10. 对底本中的错讹、倒文者，加以校正，出注说明。

校注者

2024 年 3 月

大父拙吾府君家传[①]

　　楠生十年，随吾父移居花溪。又四年，而大父殁。事大父日浅，而所熟闻于吾父之口述者，十有二三焉。恐后之人，欲举其事而无由也。谨录而载之家乘。大父讳怡，字在泾，号拙吾，吾曾大父第三子。曾大父有田千亩，曾伯祖鼎黄公非辜被累，鬻[②]几尽。及析产大父，仅受田三十亩。继又以事弃去，遂为窭[③]人。某年除夕，漏鼓移，盎无粒米，大母偕吾父枯坐一室中，灯半灭，大父方卖字于佛寺。晨光透，乃携数十钱易米负薪而归。业医始，不著于时，大母以针指佐食。严寒，鸡数鸣，刀尺犹未离手，卒以是致疾。大父时追悼之，不蓄姬妾者二十年。大父甚贫困，往来皆一时名流，若番禺方东华、钱塘沈方舟、宁国洪东岸。同郡若顾秀野、沈归愚、陈树滋、徐龙友、周迂村、李客山诸先生皆折节与交。楠自晓事后，未见有一杂宾至者，性沉静，淡于名利，晚年治病颇烦，稍暇，即读书、灌花、饲鹤、观鱼，以适其幽闲恬淡之意。间作古文、时文，绝类荆川，然非所专力也。

---

　　①　大父拙吾府君家传：此段尤氏家传，文瑞楼本在尤序后，医学大成本无。

　　②　鬻（yù 遇）：卖。

　　③　窭（jù 句）：贫穷。

己巳得疾，不服药，绝粒待尽。易箦①前一日，索纸笔书留别同社诸公，诗、字、画苍劲不异平时。诗曰：椰瓢松尘有前缘，交好于今三十年。曲水传觞②宜有后，旗亭画壁猥居前。病来希逸春无分，老至渊明酒已捐。此后音尘都隔断，新诗那得到重泉。盖绝笔也。所著医书数种，已刻者，《金匮心典集注》《医学读书记》，以及《北田吟稿》二卷，皆已脍炙人口。大父少时学医于马元一先生，先生负盛名，从游者无数。晚得大父喜甚，谓其夫人曰：吾今日得一人，胜得千万人矣。后先生著书甚多，皆大父所商榷以传，于此见前辈之卓识云。孙世楠述。

此蔼谷先生所作家传也。先生人品学问为吴中名宿，今读其家传，益信家学渊源，英贤继起，实有所本云。澹安附识

---

① 易箦（zé 责）：更换床席，指人将死。
② 传觞（shāng 伤）：宴饮中传递酒杯劝酒。

徐序[1]

　　《伤寒》而外，《金匮》一书，又杂症之大法门也。吾吴尤在泾先生，学术渊深，天机敏妙，尝以其吟咏自得之余，究心《灵》《素》，有《金匮心典集注》《北田读书录》行世。又出其生平见闻，所以羽翼《金匮》者，条分缕析，列为八卷。祖述仲景遗意，荟萃各家之说，参以论断，所谓广长舌大法轮，可想见先生济世婆心矣。余生也晚，不获亲炙先生，讨论精奥，读其书如见其人焉。闻诸故老云，先生键户著书，绝意荣利，一时名宿如方东华、顾秀野、沈归愚[2]、李客山诸君，相与结城南之社。其诗采入《国朝别裁集》，为时所诵集者已久。晚年为人治病多奇中。盖历数十年精意研殚，宜其神妙莫测。是书余得之及门平舟沈子，复于星门陈子处借校，讹正补缺，名之曰《金匮翼》，窃仿《伤寒附翼》之义。夫科举之学，揣摩家犹曰中式，况于病乎？则是书为《金匮》羽翼，而先生为仲圣功臣矣。是为序。

嘉庆十有八年癸酉三月长洲后学徐锦[3]书于心太平轩

---

　　① 徐序：赵本、文瑞楼本为"尤氏金匮翼序"，医学大成本为"徐序"，为区分各序，据医学大成本改。

　　② 沈归愚：即沈德潜。号归愚，清代官员、诗人、著名学者。

　　③ 徐锦：清代医家，名医顾雨田之弟子，尝校刊《金匮翼》《伤寒补亡论》。

柏序①

　　闻之著书难，选书尤难，医理之难知也。其书汗牛充栋，欲别赝存真，如披沙拣金。览之博，尤贵择之精。吾乡尤在泾先生通儒②也，邃于医理，所著医书数种，已刻者早已家置一编，而治杂病一书，只存钞本。是书之必传于后，无庸赘述，独惜其未广所传也。吾宗澹安大兄，昔同游西畴夫子门，析疑赏奇，师深喜其好学。迄今积三十年，孜孜不倦。宜其乞方踵至，名动公卿，乃复虚怀若谷，虽盛暑晚归，余至必剪烛深谈也。尝出郭氏《伤寒补亡论》《尤氏杂病》两书，正讹补缺，相与商榷者久之。今尤氏书校刊已成，促其先付剞劂③，名之曰《金匮翼》。尤氏固为仲圣功臣，而澹安亦属尤氏知己矣。是为序。

弟柏雪峰氏拜书

---

　　① 柏序：赵本、文瑞楼本为"序"，医学大成本为"柏序"，为区分各序，据医学大成本改。

　　② 通儒：指通晓古今、学识渊博的儒者。

　　③ 剞劂（jī jué 机绝）：刻书。

余侄在泾，幼习儒业，长精于医。于古方书靡不毕贯，而治病处方，一以仲景为宗。既以其道活人，虑无以昭后世也，乃注仲景《金匮》，即世所传《金匮心典》是也。间又取杂病讨论之，集为八卷，详其证候，析其治法，表里虚实之辨，补泻温凉之用，开卷了然如指掌焉。呜呼！此道之难知也久矣。今睹是书，抑何其深切而著明也。惜其所注仲景《伤寒论》名《贯珠集》者，余不得而见之。然在泾不专以医名，其所为诗必宗老杜，一如其医之必宗仲景云。

乾隆三十三年岁次戊子岳岩老人世辅书于
虎丘山塘之思永堂

---

① 尤序：赵本、文瑞楼本为"原序"，医学大成本为"尤序"，为区分各序，据医学大成本改。

目录

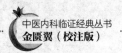

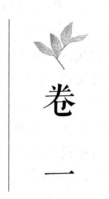

卷

一

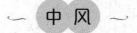

中风统论

中风之病，昔人有真类之分，盖以贼风邪气所中者为真，痰火食气所发者为类也。以愚观之，人之为病，有外感之风，亦有内生之风。而天人之气，恒相感召，真邪之动，往往相因。故无论贼风邪气从外来者，必先有肝风为之内应。即痰火食气从内发者，亦必有肝风为①之始基。设无肝风，亦只为他病已耳。宁有卒倒、偏枯、歪僻、牵引等症哉？经云：风气通于肝。又云：诸风掉眩，皆属于肝；诸湿肿满，皆属于脾；诸寒收引，皆属于肾。由此观之，则中风之病，其本在肝，犹中湿之属于脾，中寒之属于肾也。虽五脏各有中风之症，然风在他脏，则又显他脏之证矣。岂如今人之所谓中风哉？而其为病，则有脏腑经络浅深之异。口眼歪斜，络病也，其邪浅而易治；手足不遂，身体重痛，经病也，邪差深矣，故多从倒仆后见之；卒中昏厥，语言错乱，腑病也，其邪为尤深矣。大抵倒仆之候，经腑皆能有之。其倒后神清识人者在经，神昏不识人者在腑耳。至于唇缓失音、耳聋目瞀、遗尿声鼾等症，则为中脏，病之最深者也。然其间经病兼腑者有之，脏病连经者有之，腑脏经络齐病者有之，要在临病详察也。至于真邪虚实之故，治法通塞之宜，苟不预为

①　为：赵本、医学大成本无，据文瑞楼本补。

讲求，何以应斯仓卒哉。夫邪气所触者，邪风暴至，真气反陷经络腑脏，卒然不得贯通，不相维系。《内经》所谓邪风之至，疾如风雨是也。脏邪所发者，脏气内虚，肝风独胜，卒然上攻九窍，旁溢四肢，如火之发，如泉之达，而不可骤止。肝象木而应风，而其气又暴故也。又邪气所触者，风自外来，其气多实。肝病所发者，风从内出，其气多虚。病虚者，气多脱。病实者，气多闭。脱者欲其收，不收则死；闭者欲其通，不通亦死。约言治要，盖有八法，兹用条列于后，神而明之，存乎其人耳。又五脏中风分治之方，余见古方庞杂失旨，不适于用，谨删正五方，并录出以备检用云。

卒中八法

夫医之治病，犹将之御敌，宰之治民也。御敌有法，奇正虚实，随机应变。不知法，则不足以御敌矣。治民有道，刑政教化，以时而施，不明道，则不足以临民矣。病有阴阳、表里、虚实、缓急之殊，医有寒、温、汗、下、补、泻、轻、重之异，不知此，则不足以临病矣。故立中风八法，以应仓卒之变。至于随证缓调，另详其法于后。盖病千变，药亦千变，凡病皆然，不独中风。余于此首言之者，亦一隅三反之意尔。

一曰开关

卒然口噤目张，两手握固，痰壅气塞，无门下药，此为闭证。闭则宜开，不开则死。搐鼻、揩齿、探吐，皆开法也。

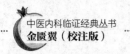
白矾散《圣济》　治急中风，口闭涎止[1]，欲垂死者。

白矾二两，生　生姜一两，连皮捣，水二升，煎取一升二合

上二味，合研滤，分三服，旋旋灌之。须臾吐出痰毒，眼开风退，方可服诸汤散救治。若气衰力弱，不易吐之[2]。

又方

白矾如拇指大一块，为末　巴豆一粒，去皮膜

上将二味，于新瓦上煅令焦赤为度，炼蜜丸芡实大，每用一丸，绵裹，放患人口中近喉处良久，吐痰立愈。一方加牙皂一钱，煅研取三分，吹鼻中[3]。

急救稀涎散《本事》　治中风涎潮，口噤气闭不通。

猪牙皂角四梗，肥实不蛀者，去黑皮　晋矾光明者，一两

上为细末和匀，轻者半钱，重者一钱匕，温水调灌下，不大呕吐，但微微冷涎出一二升，便得醒，次缓缓调治，大服亦恐过伤人。孙兆[4]方

胜金丸《本事》　治同前。

生薄荷半两　猪牙皂角二两，槌碎，水一升，二味同浸杵汁，慢火熬成膏　瓜蒂末　藜芦末各一两　朱砂半两，研

上将朱砂末一分，与二味末研匀，用膏子搜和，丸如龙眼大。以余朱砂为衣，温酒化一丸，甚者二丸，以吐为度。得吐即省，不省者不可治。

---

① 止：赵本、文瑞楼本为"上"，据医学大成本改。

② 之：文瑞楼本后有"此方以白矾涌泄为主，佐以生姜辛以开之也"。

③ 中：文瑞楼本后有"按：巴豆为斩关夺门之将，用佐白矾以吐痰，因其性猛烈，故蜜丸含化，是急药缓用之法"。

④ 孙兆：北宋医家，修订《黄帝内经素问》，撰有《伤寒方》《伤寒脉诀》。

二曰固脱

猝然之候，但见目合、口开、遗尿、自汗者，无论有邪无邪，总属脱症。脱则宜固，急在元气也。元气固，然后可以图邪气。

参附汤①

人参　制附子

用人参须倍于附子，或等分，不拘五钱或一两，酌宜用之，姜水煎服。有痰加竹沥。

三曰泄大邪

昔人谓南方无真中风病，多是痰火气虚所致，是以近世罕有议解散者。然其间贼风邪气，亦间有之。设遇此等，岂清热、益气、理痰所能愈哉？续命诸方，所以不可竟废也。俟大邪既泄，然后从而调之。

小续命汤《千金》　河间②云：中风面加五色，有表症，脉浮而恶寒，拘急不仁，此中风也。宜以加减续命，随症治之。《古今录验》③

麻黄　桂枝　杏仁　芍药　甘草　人参　川芎　防己　黄芩各一两　附子半两，制　防风一两半

上为粗末，每服五七钱，水一盏半，生姜五片，煎至一

---

①　参附汤：文瑞楼本后有"按：此方为急救之法，药只二味，取其力专效速也"。

②　河间：即刘完素。河北河间人，金代医家，寒凉派创始人，撰有《素问要旨论》《宣明论方》等。

③　《古今录验》：文瑞楼本后有"徐洄溪曰：续命为中风之主方，因症加减变化由人，总不能舍命以立法。人参附桂必是见有寒象而后可加"。

盏去滓，稍热服，食前。

加减法：无汗恶寒，加麻黄、防风、杏仁。有汗恶风，加桂枝、芍药、杏仁。无汗身热，不恶风，加葛根二两，桂枝、黄芩各依本方加一倍。有汗身热，不恶寒，加石膏、知母各二两，甘草一两。无汗身寒，加附子半两，干姜二两，甘草三两。有汗无热，加桂枝、附子、甘草，各依本方加一倍。肢节挛痛，或木不仁，加羌活四两，连翘六两。凡中风不审六经之加减，虽治之，不能去其病也。

戴氏加减法：多怒，加羚羊角。热而渴，去附子，加秦艽。恍惚错语，加茯神、远志。不得睡，加枣仁。不能言，加竹沥。神虚无力，去麻黄，加人参。

又云歧子加减。见《准绳类方》

三化汤洁古① 河间云：中风外有六经之形证，先以加减续命汤，随症汗之。内有便溺之阻隔，复以三化汤下之②。

厚朴 枳实 大黄 羌活各等分

上剉如麻豆大，每服三两，水三升，煎至一升半，终日服之，以微利为度③。

经云：脾胃太过，则令人四肢不举。又曰：土太过则敦阜。阜，高也；敦，厚也。既厚而又高，则令除去。此真膏粱之疾，非肝肾经虚之候也。何以明之？

经云：三阴三阳发病，为偏枯痿易。王注云：三阴不足，

---

① 洁古：即张元素。字洁古，金代医家，易水学派创始人，撰有《医学启源》等。

② 之：文瑞楼本后有"此先表后里之法"。

③ 度：文瑞楼本后有"吴鹤皋曰：此小承气汤而加羌活者，不忘乎风也。服之二便微行，三焦无阻，复其传化之职矣，故曰三化"。

则发偏枯；三阳有余，则为痿易。易谓变易常用，而痿弱无力也。其治宜三化汤，泻令气弱阳衰土平而愈。若脾虚，则四肢亦不用也。经云：土不及，则卑监。卑者，下也；监者，陷也，坑也。四肢皆禀气于胃，而不得至经，必因于脾，乃得禀也。今脾不能为胃行其津液，四肢不得禀水谷气，日以益衰，脉道不利，筋骨肌肉，皆无气以生，故不用焉。其治则宜十全散，加减四物，去邪留正也。

按：续命、三化，并攻泄大邪之剂，人壮气实者宜之。若气弱无力者，不可用也。余故录《肘后》等方于后，以备参用。盖医者，法必求备，而用必极慎也。

《肘后》紫方　疗中风脊强，身痉如弓。

鸡屎二升　大豆一升　防风三两

水二升，先煮防风取三合汁。豆、鸡屎二味，熬令黄赤色，用酒二升，淋之去滓，然后入防风汁，和匀分再服，相去人行六七里，覆取汗，避风。

荆芥散　治中风口噤，四肢搐搦，或角弓反张。

荆芥

一味，略炒为末，酒服二钱①。

贾似道②云：此方出《曾公谈艺录》，前后用之甚验。其子名顺者，病此已革，服之立定，真再生丹也。

华佗愈风散，治妇人产后中风，口噤，手足瘛疭如角弓。

---

① 钱：文瑞楼本后有"按：此方专治血中之风"。

② 贾似道：南宋晚期权相。

或产后血晕，不省人事，四肢强直。或心眼倒筑，吐泻欲死者，亦只此一味，微炒为末，每服三钱，豆淋酒调服。或童子小便服之。口噤则抉齿灌下，药下如神。王贶《指迷方》，加当归等分，水煎服。

豆淋酒法

黑豆二升，熬令声绝。酒二升，纳铛中急搅，以绢滤取清，顿服取汗①。

续命煮散　复营卫，却风邪②。

桂枝七分　白芍　甘草　防风　独活　人参　熟地黄　当归　川芎　荆芥穗　细辛　干葛　远志去心　半夏各五分

上剉作一帖，入姜三片，水煎服。

四曰转大气

大气，不息之真气也。不转则息矣。故不特气厥类中，即真中风邪，亦以转气为先。经云：大气一转，邪气乃散。此之谓也③。

八味顺气散严氏　凡患中风者，先服此顺养真气，次进治风药④。

人参　白术　茯苓　陈皮　青皮　台州乌药　香白芷各一两
甘草半两

---

① 汗：文瑞楼本后有"以上三方祛风活血，用酒以行药力也"。
② 邪：文瑞楼本后有"此补泄兼行之法"。
③ 也：文瑞楼本后有"喻嘉言曰：中风症多挟中气"。
④ 药：文瑞楼本后有"中风正气虚，痰涎壅盛者，此方主之。严用和曰：内因七情得者，法当调气，不当治风。外因六淫得者，亦先当治气，后因所感六气治之"。

上咬咀，每服三钱，水一盏，煎七分，温服。

匀气散 《良方》 即顺风匀气散①。

白术 乌药 人参 天麻各一钱 沉香 青皮 白芷 木瓜 紫苏 甘草各五分

上剉作一帖，姜三片，水煎服。

五曰逐痰涎②

或因风而动痰，或因痰而致风，或邪风多附顽痰，或痰病有如风病。是以掉摇眩晕、倒仆昏迷等症，风固有之，痰亦能然。要在有表无表、脉浮脉滑为辨耳。风病兼治痰则可，痰病兼治风则不可。

涤痰汤 治中风痰迷心窍，舌强不能言。

南星制 半夏泡七次 枳实麸炒 茯苓各二钱 橘红一钱半 石菖蒲 人参各一钱 竹茹七分③

水一钟半，生姜五片，煎八分，食后服。

清心散 治风痰不开。

薄荷 青黛 硼砂各二钱 牛黄 冰片各三分

上为细末，先以蜜水洗舌，后以姜汁擦舌，将药末蜜水调稀，搽舌本上。

六曰除热风

内风之气，多从热化，昔人所谓风从火出者是也。是证

---

① 散：文瑞楼本后有"此方即前方去茯苓、陈皮而加天麻、紫苏祛风疏表，沉香、木瓜降下，敛逆法更周至"。

② 涎：文瑞楼本后有"当与痰饮门参看"。

③ 分：文瑞楼本后有"此方功效极缓，王道无近功也"。

不可治风，惟宜治热。《内经》云：风淫于内，治以甘凉。《外台》云：中风多从热起。宜先服竹沥汤。河间云：热盛而生风。或热微风甚，即兼治风也。或风微热甚，但治其热，即风亦自消也。

竹沥汤　治热风，心中烦闷，言语謇涩。

竹沥　荆沥各五合　生姜汁三合

上三味相和，温服三合，以酒调服良。一方：竹沥、荆沥、梨汁各二合，陈酱汁半合，相合，微煎一二沸，滤清，细细灌入口中。治中风不语，昏沉不识人。一方：竹沥五合，人乳汁二合，三年陈酱汁半合，三味相和，分三服。治热风，舌强不得语，心神烦闷。一方：竹沥二升，生葛汁一升，生姜汁三合，三味相和，温分三服，日夜各一服。

地黄煎《千金》　治热风，心烦闷，及脾胃间热，不下食。

生地汁　枸杞根汁各二升　生姜汁一升　酥三升　荆沥　竹沥各五升　栀子仁　大黄各四两　茯苓六两　天冬　人参各八两

上先煎地黄等汁成膏，余五物为散，内搅调，每服一匕，日再，渐加至三匕，觉利减之。

七曰通窍隧

风邪中人，与痰气相搏，闭其经隧，神暴昏、脉暴绝者，急与苏合、至宝之属以通之。盖惟香药，为能达经隧、通神明也①。

---

① 也：文瑞楼本后有"按：苏合丸集辛香以走窜经络，寒闭者宜之。至宝丹取精灵以直达心脏，热闭者宜之。盖寒从外袭，宜宣发阳气；热从内陷，宜清透营阴也"。

苏合香丸①

白术　朱砂研　乌犀角屑　青木香　香附　诃子煨取肉
白檀香各二两　龙脑研，五钱　熏陆香　安息香另末，无灰酒一升，
熬膏　苏合香油入安息香膏内，各一两　麝香研，七钱半　沉香　丁
香　荜茇各二两

上为细末，入药研匀，用安息香膏，并炼白蜜和剂，每
服旋丸，如梧桐子大。清晨取井花水，温冷任意，化服四丸。
温酒亦得，空心服。

至宝丹②方详《准绳》，兹不赘

八曰灸腧穴

中风卒倒者，邪气暴加，真气反陷，表里气不相通故也。
灸之不特散邪，抑以通表里之气。又真气暴虚，阳绝于里，
阴阳二气，不相维系，药石卒不能救者，亦惟灸法，为能通
引绝阳之气也。

灸风中腑，手足不遂等症。

百会一穴在顶中央旋毛中，陷可容豆许③。

发际是两耳前两穴。

肩髃二穴在肩端两骨间陷者宛宛中，举臂取之④。

曲池二穴在肘外辅屈肘曲骨中，以手拱胸取之，横纹头陷中是⑤。

---

① 丸：文瑞楼本后有"徐洄溪曰：此辟邪祛秽之圣方"。
② 丹：文瑞楼本后有"方详《准绳》，兹不赘。徐洄溪云：安神定
魄必备之方，真神丹也"。
③ 许：文瑞楼本后有"系督脉"。
④ 之：文瑞楼本后有"手阳明大肠经"。
⑤ 是：文瑞楼本后有"手阳明大肠经"。

风市二穴在膝外两筋间，平立舒下手着腿当中，指头尽处，陷者宛宛中①。

足三里二穴在膝眼下三寸，胻②外廉两筋间③。

绝骨二穴在足外踝上三寸，当骨尖前动脉中寻按取之④。

灸风中脏，气塞涎潮，不语昏危者，下火立效。

百会一穴。

大椎一穴一名百劳，在项后第一椎上陷中⑤。

风池二穴在颞颥后发际陷中⑥。

肩井二穴在肩上陷解中，缺盆上大骨前一寸半，以三指按取之，当其中指下陷者中是⑦。

曲池二穴。

间使二穴在掌后三寸两筋间陷中⑧。

足三里二穴。

灸风中脉，口眼歪斜。

听会二穴在耳前陷中，张口得之，动脉应手⑨。

颊车二穴在耳下八分⑩。

地仓二穴在侠口吻旁四分，近下有脉微动者是⑪。

---

① 中：文瑞楼本后有"手少阳胆经"。
② 胻（héng 横）：脚胫。
③ 间：文瑞楼本后有"足阳明胃经"
④ 之：文瑞楼本后有"足少阳胆经，为髓之会，一名悬钟"。
⑤ 中：文瑞楼本后有"督脉"。
⑥ 中：文瑞楼本后有"足少阳胆经"。
⑦ 是：文瑞楼本后有"足少阳胆经"。
⑧ 中：文瑞楼本后有"手厥阴心包络经"。
⑨ 手：文瑞楼本后有"足少阳胆经"。
⑩ 分：文瑞楼本后有"足阳明胃经"。
⑪ 是：文瑞楼本后有"足阳明胃经"。

凡㖞①向右者，为左边脉中风而缓也，宜灸左㖞陷中二七壮。㖞向左者，为右边脉中风而缓也，宜灸右㖞陷中二七壮。艾炷大如麦粒，频频灸之，以取尽风气，口眼正为度。

灸中风卒厥、危急等症。

神阙②用净盐炒干，纳脐中令满，上加厚姜一片盖之，灸百壮至五百壮，愈多愈妙。姜焦则易之。

丹田<small>脐下三寸</small>　　气海<small>脐下一寸五分</small>

二穴俱连命门，为生气之海，经脉之本，灸之皆有大效。

凡灸法炷如苍耳大，必须大实。其艾又须大熟。初得风之时，当依此次第灸之，火下即定。《千金翼》云：愈风之法，火艾特有奇能，针石汤药，皆所不及也。

灸法：头面上炷艾，宜小不宜大，手足上乃可粗也。又须自上而下，不可先灸下，后灸上。

赵氏曰：口之㖞，灸以地仓。目之斜，灸以承泣③，苟不效，则灸人迎④。夫气虚风实而为偏，上不得出，下不得泄，真气为风邪所陷，故宜灸。经云：陷下则灸之。是也。

范子默记崇宁中，凡两中风，始则口眼歪斜，次则涎潮闭塞，左右共灸十二穴，得通气。十二穴者：听会、颊车、地仓、百会、肩髃、曲池、风市、足三里、绝骨、发际、大椎、风池也。依而用之，无不立效。

罗谦甫⑤云：凡治风，莫如续命汤之类，然此可以扶持

---

① 㖞（wāi 歪）：嘴歪。
② 阙：文瑞楼本后有"任脉"。
③ 泣：文瑞楼本后有"足阳明"。
④ 迎：文瑞楼本后有"足阳明"。
⑤ 罗谦甫：即罗天益。字谦甫，元代医家，撰有《卫生宝鉴》等。

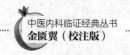

疾病。要收全功，必须艾火为良。

以上八法，不过约言治要耳，而风气善行数变，证状不一，兹更备举诸风，条列如下，学者习而通焉，则思过半矣。

拟五脏中风分治之方

新定 肾风苁蓉丸

苁蓉　熟地　防风　虎骨　山药　牛膝各一两　黑豆　石斛　当归　独活各七钱半

蜜丸梧子大，每百丸，空腹食前酒下。

新定 肺风人参汤

人参一两　麻黄八钱　羚羊角三钱　白鲜皮三钱　防风一两桔梗五钱　杏仁廿一粒　石膏七钱　甘草五钱

上为散，每服三钱，水煎，去滓，温服。

新定 脾风白术汤

白术　白茯苓　防风　防己各七钱五分　人参　甘草各五钱白芍　附子　麻黄　薏仁各一两

上剉如麻豆大，每服三钱，水煎，入生姜汁半分，同煎取七分，去滓，服无时，日三。

新定 心风犀角丸

人参二两　犀角一两　远志　生地黄　天冬各五钱　石菖蒲五钱　赤箭五钱　紫石英五钱　防风七钱　茯苓三两　细辛三钱丹砂一两，即辰砂　龙脑　麝香各一钱

上为末，蜜丸，鸡豆大，每服一丸，温酒下，无时。

新定 肝风天麻散

天麻二两　川芎一两　人参一两　犀角七钱　羚羊角一两五钱

乌蛇_{三寸}　柏子仁　酸枣仁　钩藤_{各一两半}　甘菊_{一两}

上为散，豆淋酒下一钱匕，渐加至二钱匕，日三夜一。

中风失音不语

失音者，语无声音，盖即喑也。夫喉咙者，气之所上下也；会厌者，声音之门户也。其气宣通，则声音无所阻碍。若风邪搏于会厌，则气道不宣，故令人失音。其邪气入脏者，则并不能言语也。《外台》云：肝风其口不能言，脾风声不出，或上下手。又云：脾之脉，挟喉连舌本，心之别脉系舌本。今心脾脏受风邪，故舌强不得语也。河间云：内夺而厥，谓肾脉虚弱，其气厥不至舌下，则舌喑不能言，足废不能用，经名喑痱，地黄饮子主之。比而论之，失音者，语言如故，而声音不出，为脏之虚也。舌强不能语，虽语而謇涩不清，痰涎风气之所为也。不语者，绝无语言，非神昏不知人，即脏气厥，不至舌下，要须分别治之。

河间地黄饮子

熟地黄　巴戟_{去心}　石斛　山茱萸　苁蓉_{酒浸，焙}　附子_泡五味子　肉桂　麦冬　白茯苓　石菖蒲　远志_{去心，各①等分}

上为末，每服三钱，水一盏半，生姜五片，枣一枚，薄荷七叶，同煎至八分，服无时。

涤痰汤

清心散_{二方并见前逐痰涎门}

---

①　各：赵本、医学大成本无，据文瑞楼本补。

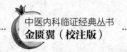

《宝鉴》茯神散

茯神心一两，炒　薄荷二两，焙　蝎梢去毒，五钱

上为末，每服一二钱，温酒调下，此治风气挟痰不语之剂。

口眼歪斜

足阳明脉，循颊车；手太阳脉，循颈上颊。二经俱受风寒，筋骨引颊，令人口喎僻，目不能正视。又云：风入耳中，亦令口喎。缘坐卧处对耳有窍，为风所中，筋牵过一边，连眼皆紧，睡着一眼不合者是也。

《外台》治中风，面目相引，口喎，牙车急，及舌不得转方。

独活三两　竹沥　生地黄汁各一升

三味合煎，取一升顿服之，即愈①。

又方

牡蛎熬②　矾石烧③　附子泡，去皮④　灶下黄土

上各等分为末，取三年雄鸡冠血，和药敷其上，候复故，便洗去之。《千金翼》云：左喎涂右，右喎涂左。

戴元礼⑤云：有无故口眼喎斜，投以中风药不效，盖缘骨虚中受风邪所致。当于此求之，

不可例作寻常中风治之。

---

① 愈：文瑞楼本后有"徐云：祛风疏经活血"。

② 熬：赵本、医学大成本无，据文瑞楼本补。

③ 烧：赵本、医学大成本无，据文瑞楼本补。

④ 泡，去皮：赵本、医学大成本无，据文瑞楼本补。

⑤ 戴元礼：即戴思恭。字原礼，明代医家，撰有《证治要诀》等。

又方

蓖麻子去壳烂捣，右㖞涂左，左㖞涂右，或以鳝血入麝香少许涂之。

偏风

偏风者，风邪偏客身之一边也。其状或左或右，手不能举，足不能履。《内经》所谓风邪之气，各入其门户，所中则为偏风是也。亦有阴阳偏废，左右不相贯通，或凝痰死血，壅塞经络者，其状与偏风等也。盖左右者，阴阳之道路，不可偏也，偏则阴阳倾而隔矣。经络者，血气所流注，不可塞也，塞则气血壅而废矣。和利阴阳，疏瀹①经络，治内伤之道也。大药攻邪，针熨取汗，治外感之道也。

甄权②**防风汤** 疗偏风③。

防风一两 羌活二④两 川芎一两 白芷一两 葛根二两 杏仁二两 白术一两 人参二两 牛膝一两 狗脊一两 萆薢一两 薏仁二两 麻黄四两 石膏二两 桂心二两 生姜五两

水一斗二升，煮取三升，分三服。服一剂觉好，更进一剂。灸风池、肩髃、曲池、支沟、五枢、阳陵泉、巨虚、下廉，合七穴，一度灸之即瘥。《外台》

麻子仁汤《圣济》 治偏风手足不遂，口眼㖞斜。

麻子仁 黑豆紧小者 鸽粪各二合 垂柳枝半寸长者，二握

---

① 瀹（yuè 月）：疏导。

② 甄权：唐代医家，撰有《针经钞》《脉诀赋》《药性论》等。

③ 风：文瑞楼本后有"此方扶正达邪兼治六淫，用宜随症加减"。

④ 二：医学大成本为"一"。

四味，先以酒七升煮柳枝，取五升。炒鸽粪、麻仁、黑豆等令黄，乘热投柳枝酒内，须臾，去滓令净。每服旋取，温服二合至三合，空心、临卧各一服。

活络丹①

川乌　草乌并泡去皮　胆星各六两　地龙去土焙干　乳香去油　没药各二两二钱②

上为末，炼蜜丸桐子大，每服二三十丸，温酒下。

戴氏云：病症有终身不愈者，其在腰，或屈而不能伸，或伸而不能屈，在手足亦然。治法活血为先，多服四物汤，吞活络丹佳③。

夜合酝酒方　治中风手足挛缩，不得屈伸。

夜合枝　桑枝　槐枝　柏枝　石榴枝各生用，五两　羌活二两　防风五两　糯米五升　黑小豆紧小者，生用，五升　细曲七斤半

共十味，以水五斗，浸五枝，同煎取二斗五升，去滓，浸米豆二宿蒸熟，与曲、羌活二味拌和造酒，依常酝法。封七日，压去糟，取清酒三合至五合，时饮之。令常有酒气，勿令过醉乱气。

熨法　治中风骨节疼痛。

天麻　半夏　细辛各二两

绢袋二个，各盛药令匀，蒸热交互熨痛处，汗出则愈，数日再熨。

---

① 丹：文瑞楼本后有"中风手足不用日久不愈者，经络中有湿痰死血，此方主之。徐洄溪云：此治藜藿人实邪之方"。
② 钱：文瑞楼本后有"此方专于攻邪，药力颇猛，用者审之"。
③ 佳：文瑞楼本后有"徐洄溪云：凡病在经络筋骨，此为形体之病，能延岁月，不能除根。若求全愈，过用重剂必至伤生"。

历节痛风

历节风者，血气衰弱，风寒袭入关节，不得流通，真邪相攻，所历之节，悉皆疼痛，故谓历节风也。病甚则使人短气自汗，头眩欲吐，肢节挛曲，不可屈伸。亦有热毒流入四肢者，不可不知。

历节肿痛，的是湿病。由饮酒当风，或汗出入水所致。经云：湿流关节是也。挟寒者，其痛如掣；挟风者，黄汗自出。其遍身走痒，彻骨疼痛，昼静夜剧，发如虫啮者，谓之白虎历节。

没药散

没药研，半两　虎胫骨酥炙，三两

二味捣末，每服二钱，温酒调下，日三。

大枣汤

大枣十五枚　附子一枚　甘草一尺　黄芪四两　麻黄五两　生姜二两①

水七升，煮取三升，每服一升，日三。

白头翁酒　治诸风攻痛，四肢百节。

白头翁草一握，捣，以醇酒投之，顿服。

又方

黑豆炒，半升　威灵仙二两　桑根白皮一两

三味用醇酒一升半，煎取八合，去滓，顿服之。桑皮换桑枝佳。张杲②尝患两臂痛，服诸药无效。一医③教取桑枝一

---

① 两：文瑞楼本后有"此方温经散邪挟寒者宜之"。
② 张杲：宋代医家，撰有《医说》。
③ 医：赵本、医学大成本无，据文瑞楼本补。

小升，切细，炒香，以水三大升，煎取二升，一日服尽无时，数剂而愈。

犀角汤　治热毒流入四肢，历节肿痛。《千金》

犀角二两　羚羊角一两　前胡　黄芩　栀子仁　射干各三两　大黄　升麻各四两　豆豉一两

水九升，煮取三升，去滓，分三服。一方有独活一两半，元参、生干地黄各一两，牛蒡根半两，无黄芩、射干、大黄。盖热毒非苦寒不能泻而去之，而热伤阴气者，又须甘寒以滋益之。至于攻走骨节，则独活、牛蒡根尤有专长也。

白花蛇散①

白花蛇酒浸，去皮骨，二两　何首乌去黑皮　蔓荆实　牛膝酒浸，各四两　威灵仙　荆芥穗　旋覆花各二两

上七味捣末，每服②一钱，温酒调下，空心临卧服。

牛膝汤③

牛膝酒浸　当归　赤芍各一两　虎骨酥炙令黄，二两　芒硝别研　川芎各半两　桃仁去皮尖，双仁勿用，二两

上七味为散，每服，空心温酒调下一钱至二钱。

抵圣散

虎胫骨不计多少，打破，酒浸，蘸酒旋炙令黄脆为度

上一味为散，每服半钱，入薄荷末一钱，人参末半钱，煎乳香酒调下。

---

① 散：赵本无，据医学大成本、文瑞楼本补。文瑞楼本后有"此方专于祛风"。

② 服：赵本、医学大成本无，据文瑞楼本补。

③ 汤：赵本无，据医学大成本、文瑞楼本补。文瑞楼本后有"此方专于行瘀"。

《仁斋》云：虎骨酥炙黄，捶碎如米，每骨一升，以酒三升，浸五日，空心服一盏，冷则暖之。

麝香丸 治白虎历节，诸风疼痛，游走无定，状如虫啮，昼静夜剧，及一切手足不测疼痛。

全蝎三十一个，生用 黑豆二十一粒，生用 地龙去土，五钱，生用 大川乌八角者三个，生用①

上为细末，入麝香半字约三分，同研匀，糯米饮糊丸，如绿豆大，每服七丸，甚者十丸，夜卧令膈空，温酒下，微出冷汗一身便瘥。

许叔微②云：予得此方，凡是历节及不测疼痛，一二服便瘥。在歙州日，有一贵家妇人，遍身走注疼痛，至夜则发，如虫啮其肌，多作鬼邪治。予曰：此正历节痛，三服愈。

鹤膝风

蜘蛛丸

蜘蛛一条，头尾全者 白附子 阿魏 桂心 白芷各一两 乳香三分 当归 芍药 北漏芦 威灵仙 地骨皮 牛膝 羌活 安息香 桃仁各一两，生，同安息香研 没药三分

上十六味，蜘蛛、桃仁、白附、阿魏、桂心、白芷、安息香、乳香、没药九味，同童子小便并酒二升炒熟，冷后，入余药为丸，蜜丸如弹子大，空心温酒化下一丸③。

---

① 大川乌……生用：赵本、医学大成本无，据文瑞楼本补。
② 许叔微：宋代医家，撰有《普济本事方》《伤寒九十论》等。
③ 丸：文瑞楼本后有"蜘蛛即全蝎也，气味甘辛平，有毒，主诸风瘾疹及中风半身不遂，口眼㖞斜，语涩，手足抽掣"。

风缓

　　风缓，即瘫缓。其候四肢不举，筋脉关节无力，不可收摄者，谓之瘫。其四肢虽能举动，而肢节缓弱，凭物不能运用者，谓之缓。或以左为瘫，右为缓，则非也。但以左得之病在左，右得之病在右耳。推其所自，皆由气血虚耗，肝肾经虚，阴阳偏废而得之。或有始因他病，服吐下之药过度，亦使真气内伤，营卫失守，一身无所禀养而然也。《圣济》

　　风缓者，风邪深入而手足为之弛缓也。夫脾主肌肉四肢，胃为水谷之海，所以流布水谷之气，周养一身。脾胃既虚，肢体失其所养，于是风邪袭虚，由腠理而入肌肉，由肌肉而入脾胃，安得不为之缓废乎。又人之一身，筋骨为壮，肝主筋，肾主骨，肝肾气虚，风邪袭之，亦有肢体缓弱之症，是当先祛风而后益之。《仁斋》

　　天麻浸酒方　治瘫缓风，不计深浅，久在床枕。

　　天麻　龙骨　虎骨　骨碎补　乌蛇酒浸，去皮骨　白花蛇同上　羌活　独活　恶实根　牛膝各半两　松节剉　当归　川芎　败龟板酥炙　干熟地黄　茄根　附子一枚，泡去皮脐　大麻仁　原蚕沙炒，各一两

　　共十九味，咬咀，如麻豆大①，用酒二斗浸，密封。春夏三日，秋冬七日。每服一盏，不拘时温服②。

　　四斤丸　治风寒湿毒，与气血相搏，筋骨缓弱，四肢酸疼痒痹。

---

① 大：赵本、医学大成本无，据文瑞楼本补。
② 服：文瑞楼本后有"此和营散邪之法，是寓补于攻也"。

宣木瓜_{去穰，切，焙}　天麻　牛膝_焙　苁蓉_{洗切，焙}

上四味，各一斤，用好酒浸三日①，外用熟附子、虎骨酥炙各二两为末，用浸药酒调面糊丸桐子大，每服三四十丸，食前温酒或豆淋酒下。

一方加当归三两，乳香、没药、五灵脂各半两，麝香一钱，名大四斤丸。

又《三因》加减四斤丸，去天麻，加鹿茸、熟地、五味子、菟丝子等分为末，炼蜜丸。

新定

人参　黄芪_{各一两半}②　白术　何首乌　肉苁蓉　菟丝子　牛膝_{各四两}　白茯苓　川萆薢　骨碎补　狗脊　川附子_{各三两}　川乌　羌活　防风　地龙　全蝎_{各一两}③

上为末，酒糊丸，梧子大，每服五十丸，温酒下。

风瘙痒

风瘙痒者，表虚卫气不足，风邪乘之，血脉留滞，中外鼓作，变而生热，热即瘙痒。久不瘥，淫邪散溢，搔之则成疮也。

防风汤淋洗方

防风　苦参　益母草_{各三两}　白蒺藜_{炒，五两}　荆芥穗　蔓荆实　枳壳_{各二两}

每用三两，水一斗，煎至八升，乘热淋洗患处。

---

① 日：文瑞楼本后有"春秋五日，夏三日，冬十日，取出焙干为末"。

② 人参……一两半：文瑞楼本为"人参一两半，黄芪一两半"。

③ 两：文瑞楼本后有"以上二方养正之中佐入祛邪宣络，是寓攻于补之法也"。

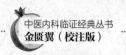

松叶酒方

松叶一斤，酒一斗，煮三升，日夜服，出汗。

胡麻散　治脾肺风毒，攻注皮肤，瘙痒，手足生疮，及遍身瘖瘟①，发赤黑䵂子，肌热疼痛。

胡麻炒令香熟　枳壳各二两　防风　蔓荆实　威灵仙　苦参　川芎　荆芥穗　何首乌米泔浸透，去黑皮，炒干　甘草炙，各一两　薄荷半两

上为散，每服二钱，温酒下。或炼蜜丸梧子大，每服三十丸。

洗方思永堂松年大伯常用此方治遍身瘖瘟作痒，以之浴身。后先父用之，无不效

紫背浮萍半碗　豨莶草一握　蛇床子五钱　苍耳子一两　防风五钱

煎汤熏洗数次，无不愈者。

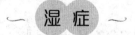

诸湿统论

温气不一，有天之湿，雾、露、雨是也。天本乎气，故先中表之营卫。有地之湿，水、泥是也。地本乎形，故先伤皮肉、筋骨、血脉。有饮食之湿，酒、水、乳、酪之类是也，

---

①　瘖瘟（pēi lěi 胚磊）：俗称"风疹块""鬼风疙瘩"等，西医学谓荨麻疹，是临床常见的皮肤病。

伤于脾胃。有汗液之湿，汗液亦湿也，止感于外。有人气之湿，太阴湿土之所化也，乃动于中。天之湿，汗之。地之湿，渗之。饮食之湿，在上吐之，在中夺之，在下者引而竭之。汗液之湿，亦以汗取之。人气之湿，属太阴所化，在气交之分。土兼四气，寒热温凉，升降浮沉，备在其中，当分上下中外而治，以兼化四气，淫泆上下中外，无处不到也。大率在上则病头重胸满呕吐，在外则身重肿胀，在下则足胫跗肿，在中则腹胀中满痞塞。其所用药，亦兼寒热温凉，以为佐使而治之。

湿之为病，有自外入者，有自内生者，必审其方土之病本。东南地下，多阴雨地湿，凡受必从外入，多自下起，是以重腿脚气者多，治当汗散，久者宜疏通渗泄。西北地高，人食生冷湿面，或饮酒后寒气怫郁，湿不能越，或腹皮胀疼，甚则中满水蛊，或周身浮肿如泥，按之不起，此皆自内而生者也。审其元气多少，而通利其二便，责其根在内者也。然方土内外，亦互相有之，但多少不同，须对症施治，不可执一也。

中湿与风寒气合者为痹，其寒多者为痛，为浮肿，非术、附、桂不能去也；其风多者，为烦剧，为流走，非麻黄、薏苡、乌头不能散也；其湿多者，为坚满，为气闭，非甘遂、葶苈、枳、术不能泄也。

散湿之剂

麻[①]黄加术汤 《金匮》云：湿家身烦疼，可与麻黄加术

---

① 麻：文瑞楼本前有"按：湿为阴邪，凡阳虚病，湿者仅用散法而不兼扶阳，则阳益虚而湿不去。仲圣桂枝附子汤，三方宜取法焉"。

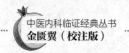
汤。发其汗为宜，慎不可以火攻之。

麻黄三两，去节　桂枝二两，去皮　甘草一两，炙　白术四两　杏仁七十个，去皮尖

水九升，先煮麻黄减二升，去上沫，内诸药煮取二升半，去滓。温服八合，覆取微汗①。

按：此治寒湿在表之剂也。寒固当汗，而湿在表者，亦非汗不解，故以麻黄散寒，以白术除湿。取微汗者，汗大出，则湿反不去也。

麻黄杏仁薏苡甘草汤　治风湿一身尽疼，发热日晡所剧。此病伤于汗出当风，或久伤取冷所致也。方详《金匮》，兹不赘

羌活胜湿汤东垣②　治湿气在表，脉浮，身重不能转侧，自汗，或额上多汗，此为风湿。

羌活　独活各一钱　川芎　藁本　防风　炙草各五分　蔓荆子三分

如腰痛中冷，沉沉然者，有寒湿也。加酒洗汉防己、附子各五分。

按：此治风湿在腠理及关节之剂。吴鹤皋③云：无

---

① 汗：文瑞楼本后有"张石顽云：术宜生用，若经炒、焙，但有健脾之能，而无祛湿之力矣"。
② 东垣：即李杲。号东垣老人，金代医家，补土派创始人，撰有《脾胃论》《内外伤辨惑论》等。
③ 吴鹤皋：即吴崑。别号鹤皋，明代医家，撰有《医方考》《针方六集》等。

窍不入，惟风药为能，故凡关节之疾病，非羌活、独活
等不能到也。

渗利之剂

五苓散　通治诸湿肿满，呕逆泄泻，痰饮湿疟，身痛
身重①。

猪苓　茯苓　白术　泽泻　桂

上为末，每服三钱，服后多饮热水，汗出愈。

肾着汤《三因》　治伤湿身重，腰冷，如坐水中。

干姜炮　茯苓各四两　甘草炙　白术生用②，各二两

上每服四钱，水一盏，煎七分，空心温服。

以上温利之剂，湿兼寒者宜之。

清热渗湿汤

黄柏盐水炒，二钱　黄连　茯苓　泽泻各一钱　苍术　白术
各一钱半　甘草五分

上七味，水二钟，煎至八分服③。

此清渗之剂，湿而热者宜之。

---

①　重：文瑞楼本后有"此方用辛甘淡药利水为主，而以白术扶土为
辅。下方以苦辛甘药燠土为主，而以茯苓渗湿为辅。同一温利，而邪之轻
重，体之虚实，在用者宜审之"。

②　用：赵本、医学大成本无，据文瑞楼本补。

③　服：文瑞楼本后有"温利之剂主以辛，辛以散寒也；清渗之剂以
苦，苦以泄热也"。

下湿之剂

舟①车神佑丸　治水肿水胀，形气俱实者②。

甘遂　芫花　大戟各一两，并醋炒　大黄二两，酒浸③　青皮　陈皮　木香　槟榔各半两　黑牵牛头末，四两　轻粉一钱　取虫加芜荑半两

上为末，水丸，空心服。治法服法详载《准绳》痰饮门

青木香丸方见疝症

上下分消之剂

除湿汤《百一》　治伤湿，发热恶寒，身重自汗，骨节疼痛，小便闭，大便溏，腰脚痹冷。皆因坐卧卑湿，或冒雨露，或着湿衣所致。

半夏曲炒　厚朴姜制　苍术米泔浸，炒，各二两　生白术　藿香叶　橘红　白茯苓各一两　炙甘草七钱

上㕮咀，每服四钱，姜七片，枣一枚，水煎，食前温服。

升阳④除湿汤　治伤湿，肿泻，肠鸣腹痛。

升麻　柴胡　羌活　防风　半夏　益智仁　神曲　泽泻各五分　麦蘖面⑤　陈皮　猪苓　甘草各三分　苍术一钱

---

① 舟：文瑞楼本前有"湿甚则积而为水，渗利之法不足以去之。此下湿之剂，是决水法也，当参看水气门"。

② 治水肿……俱实者：赵本、医学大成本无，据文瑞楼本补。

③ 酒浸：赵本、医学大成本无，据文瑞楼本补。

④ 阳：赵本、医学大成本为"麻"，据文瑞楼本改。

⑤ 麦蘖（niè 颞）面：麦芽面。

上作一服，生姜三片，枣二枚，水煎去滓，空心服[1]。

东垣云：虽有治湿必利小便之说，若湿从外来而入里，用渗利之剂以除之，是降之又降，重竭其阳，而复益其阴也。故用升阳风药即瘥。大法云：湿淫所胜，必助风以平之也。愚谓湿病用风药者，是助升浮之气，以行沉滞之湿，非以风胜之之谓也。又湿在上在表者，多挟风气，非汗不能去也，荆、防、羌、麻，祛风之品，岂能行湿之事哉。

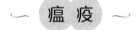

瘟疫大法

瘟疫之病，近代诸家，多与温病同论，以其声称之同，与病形之似也。然而瘟疫者，天地之厉气也，最为恶毒，感之而病者，往往致死。其甚者，致于灭门。若冬春间之温病，苟调治得理，则未必致死，亦必不传染多人，故其方法，宜应别论。且也岁运有太过不及之殊，天时有恒雨恒旸[2]之异。是以疫疠之行，亦有表里寒温热湿之分，其可以一概论哉。约而言之，计有三门。若其表里俱病，而盛于表者，则用东垣普济消毒之法。若其病不在表，又不在里，而独行中道者，则用吴又可达原饮之法。若其表热既盛，里证复急，治表治

---

① 服：文瑞楼本后有"此方合平胃二陈而加藿香、姜、枣"。
② 旸（yáng 阳）：晴天。

里，救疗不及者，则用陶尚文①三黄石膏汤之法。此瘟疫入
手法门也。亦有邪气独盛于表，而里无热症者，则活人败毒
散之治也。亦有寒湿独行，而病在肌皮胸膈者，则东坡圣散
子之证也。合前三法，共为五法。以余所见，则未有不兼里
者，而有寒湿而无蓄热，亦十中未得其一二也。然而，法不
可不备，惟用之者得其当耳。因并录五方于下，以见瘟疫之
端如此。其病稍久，或六七日，或十余日，热深不解者，则
同伤寒、温热治之。

普济消毒饮子东垣

黄芩酒制，炒　黄连酒制，各五分　人参三钱　陈皮　元参各
二钱　甘草　连翘　板蓝根　马勃　牛蒡子　僵蚕各一钱　升
麻各一钱　柴胡五分　桔梗三分

泰和二年四月，民多疫疠。初觉憎寒壮热体重，次传头
面肿盛，目不能开，上喘，咽喉不利，口燥舌干，俗云大头
伤寒。诸药杂治终莫愈，渐至危笃。东垣曰：身半以上，天
之气也，邪热客于心肺之间，上攻头目而为肿耳。须用芩、
连等药，共为细末，半用汤调②，时时稍热服之；半用蜜丸
噙化③，服尽良愈，活者甚众。如大便硬，加酒蒸大黄一钱
或二钱以利之；肿势甚者，以砭针刺之，或加防风、川芎、
薄荷、当归各五钱，水煎，时时服之④。

---

① 陶尚文：即陶华。字尚文，明代医家，撰有《痈疽神验秘方》等。
② 调：文瑞楼本后有"缓用"
③ 化：文瑞楼本后有"缓法"
④ 之：文瑞楼本后有"此方升散泄热专治上焦蕴伏之邪，然已属
表里双解法，若表邪甚者，宜先用荆防败毒散，专解其表，芩连不可早
用也"。

达原饮①

槟榔二钱　草果五分　厚朴一钱　芍药一钱　甘草五分　黄芩一钱②　知母一钱

上七味，以水二钟，煎八分服。

吴又可③曰：疫疠之邪，由口鼻而入，舍于伏脊之内，去表不远，附胃亦近，乃表里之分界。即《内经》疟论所谓横连膜原是也。感之浅者，或俟有触而发；感之深者，中而即病。其始阳格于内，营卫运行之机，阻遏于表，遂觉凛凛恶寒，甚则四肢厥逆，至阳气困郁而通，厥回而中外皆热，昏昧不爽，壮热自汗。此时邪伏膜原，纵使有汗，热不得解。必俟伏邪已溃，表气潜行于内，精气自内达表，表里相通，振栗大汗，邪方外出，此名战汗，脉静身凉而愈也。若伏邪未尽，必复发热，其热有久有浅，因所感之轻重，与元气之盛衰也。要皆始先恶寒，既然而发热，至于发出，方显变症。其症或从外解，或从内陷，外解则易，内陷则险。更有先后表里不同，有先表后里者，有先里后表者，有但表而不复里者，有但里而不复表者，有表而里再表者，有里而表再里者，有表里分传者，有表多于里者，有里多于表者，此为九传。从外解者，或发烦④，或战汗，自汗；从内陷者，胸膈痞闷，心下胀满，腹痛，燥结便闭，热结旁流，协热下利，或呕吐

---

① 饮：文瑞楼本后有"疫邪秽浊之气，阻遏中焦，运行之机不得宣发于表，故主以苦辛温药破结除痰，开泄气分，而佐以知母也"。

② 一钱：赵本、医学大成本无，据文瑞楼本补。

③ 吴又可：即吴有性。字又可，明末清初医家，温疫学派创始人，撰有《温疫论》。

④ 烦：文瑞楼本为"斑"。

恶心，谵语舌黄，及黑苔芒刺等症，因症用治。脉不浮不沉而数，昼夜皆热，日晡益甚，头疼身痛，不可用辛热药汗之，又不可下，宜用达原饮以透膜原之邪为当也。若见各经，加入引各经药，不可执①滞。感之轻者，舌苔亦薄，脉亦不甚数，如此者，必从汗解。如不能得汗，邪气盘错于膜原，表里不相通达，未可强汗。衣被逼汗，汤火劫汗也。感之重者，舌上苔如粉腻，药后反从内陷，舌根先黄，渐至中央，此邪渐入胃也，前方加大黄下之②。若脉长洪而数，汗多大渴，此邪气适离膜原，欲表未表，白虎汤证也。如舌上纯黄色，兼见里症，此邪已入胃，乃承气汤证也。有两三日即离膜原者，有半月十日不传者，有初得之四五日，厌厌聂聂至五六日，陡然势张者。凡元气胜者，毒易传化；元气薄者，邪不易化，即不易传，不传则邪不去，淹留日久，愈沉愈伏。时师误认怯症③，因误进参芪，愈壅愈固，不死不休矣。

三黄石膏汤　治瘟疫大热无汗，发狂不识人。

石膏三钱　黄芩　黄连　黄柏各一钱五分　豆豉半合　麻黄一钱　栀子五枚

上作一服，水二盏，煎至一盏三分，连进三五剂而愈。

　　按：疫邪充斥内外，为头痛身热，为烦渴闷乱，发狂不识人，欲表之则里已急，欲里之则表不退。此方清

---

① 执：医学大成本为"热"，疑误。
② 之：文瑞楼本后有"原文此三消饮证"。
③ 时师误认怯症：赵本、医学大成本无，据文瑞楼本补。

里解外，合为一方，譬之大军压境，孤城四面受围，虽欲不溃，不可得矣。或《千金》雪煎，或《古今录验》麦奴丸并佳。稍轻者，大青消毒汤。

又时病表里大热欲死方

大黄　寒水石　芒硝　石膏　升麻　麻黄　葛根　紫葛各等分

上为末，方寸匕，水服，日二。

圣散子东坡　治一切山岚瘴气、时行瘟疫、伤寒风湿等疾，有非常之功。如李待诏所谓内寒外热，上实下虚者，此药尤效通神。宋嘉祐中，黄州民病疫瘴大行，得此药痊活者不可胜记。苏东坡撰文勒石以广其传，圣散子之功益著。徽州郑尚书在金陵，用此治伤寒，活人甚众。故知其大能散寒湿，驱除瘴疟，实有超凡之效也。

苍术制　防风　厚朴姜制　猪苓　泽泻煨，各二两　白芷
川芎　赤芍药　藿香　柴胡各半两　麻黄　升麻　羌活　独活
枳壳　细辛　吴茱萸泡　藁本　茯苓各七钱　石菖蒲　草豆蔻
良姜　炙甘草各①二两半　大附子一枚

上为粗末，每服三钱，水二钟，枣一枚，煎八分，稍热服②。

---

① 各：赵本、医学大成本无，据文瑞楼本补。

② 服：文瑞楼本后有"按：此方多为辛热燥烈之药，以之治寒疫，庶为合法，否则有害"。

活人败毒散①

羌活　独活　前胡　柴胡　枳壳　白茯苓　桔梗　人参
各一两　川芎一两　甘草半两

上为细末，每服二钱，水一②盏，入生姜二片，煎至七
分温服，或沸汤点亦得③。

---

①　散：文瑞楼本此后有"张石顽云：此治时疫初起，发热痞闷之
证，服之多有毒。邪骤发其势转甚者，盖骤发则毒易传化，但不知者以为
反增其困耳"。

②　一：文瑞楼本为"二"。

③　得：文瑞楼本后有"《医方考》瘟疫门载此方加黄芩，里有蓄热
者宜之"。

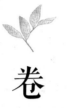

卷

二

痰饮

痰饮统论

人之有形，借水饮以滋养。水之所化，凭气脉以宣流。盖三焦者，水谷之道路，气脉之所终始也。若三焦调适，气脉平均，则能宣通水液，行入于经，化而为血，灌溉周身。设三焦气涩，脉道不通，则水饮停滞，不得宣行。因之聚成痰饮，为病多端。古方论痰有四，痰饮、悬饮、溢饮、支饮是也。详见《金匮要略》。然又有留饮、癖饮、流饮、伏饮之异。其聚而不散者曰留饮，僻处胁下者曰癖饮，流移不定者曰流饮，沉伏于内者曰伏饮。又因酒而成癖者曰酒癖，因寒多所致者曰冷痰，因热邪所伤者曰热痰。病虽多端，悉由三焦不调，气道否涩而生病焉。是以气行即水行，气滞即水滞，故知饮之为病，在人最多。善治者，以宣通其气脉为先，则饮无所凝滞。所以治痰饮者，当以温药和之。盖人之气血，得温则宣流也。及结而成坚癖，则兼以消痰破饮之剂攻之。

痰之源不一，有因热而生者，有因气而生者，有因风而生者，有因惊而生者，有因积饮而生者，有多食而生者，有因暑而生者，有伤冷物而成者，有因脾虚而成者。其为病也，惊痰则成心痛癫疾；热痰则成烦躁懊憹，头风烂眼；风痰则成瘫痪，大风眩晕，暗风闷乱；饮痰成胁痛，四肢不举，每日呕吐；食痰成疟痢，口臭痞气；暑痰头昏眩晕，黄疸头疼；冷痰骨痹，四肢不举，气刺痛；酒痰饮酒不消，但得酒，次

日又吐；脾虚生痰，食不美，反胃呕吐；气痰攻注，走刺不定。丹溪

痰生于脾胃，宜实脾燥湿。又随气而升，宜顺气为先，分导次之。又气升属火，顺气在于降火。热痰则清之，湿痰则燥之，风痰则散之，郁痰则开之，顽痰则软之，食痰则消之，在上者吐之，在中者下之。又中气虚者，宜固中气以运痰，苦攻之太过，则胃气虚而痰愈盛矣。节斋[①]

治痰七法

一曰攻逐

古云：治痰先补脾，脾复健运之常，而痰自化。然停积既甚，譬如沟渠瘀壅，久则倒流逆上，污浊臭秽，无所不有。若不决而去之，而欲澄治已壅之水而使之清，无是理也。故须攻逐之剂。

神仙坠痰丸

黑牵牛取头末，三两　皂角酥炙[②]，一两　白矾生用，一两

上为末，水丸桐子大，酒下三五十丸。

控涎丹

甘遂　大戟　白芥子各[③]等分

上为末，水糊丸桐子大，临卧姜汤服五七丸至十丸。痰猛加丸数。

---

① 节斋：即王纶。号节斋，明代医家，撰有《本草集要》《名医杂著》等。

② 炙：文瑞楼本后有"用"。

③ 各：赵本、医学大成本无，据文瑞楼本补。

李时珍[1]曰：痰涎为物，随气升降，无处不到。入心则成癫痫；入肺则壅窍，为喘咳背冷；入肝则膈痛干呕，寒热往来；入经络则麻痹疼痛；入筋骨则牵引钓痛；入皮肉则瘰疬痈肿。陈无择[2]《三因方》，并以控涎丹主之，殊有奇功。一名妙应丸。又人忽患胸背、手足、腰项、筋骨牵引钓痛，走易不定，或手足冷痹，气脉不通，此乃痰涎伏在心膈上下，随气攻注，隧道闭塞所致。误认瘫痪，非也，须以此药治之。

十枣汤

芫花醋炒黑色　甘遂面裹水煮　大戟各等分

上为细末，以水一升半，煮大枣十枚至八合，去滓调药末。强人一钱匕，弱人五分，平旦服之。不下，更加五分，下后以糜粥调养之。河间云：芫花之辛以散饮，大戟之苦以泄水，其甘遂直达水气所结之处，乃泄水饮之圣药也。

礞石滚痰丸　王隐君[3]曰：痰病古今未详，方书虽有五饮、诸饮之异，而莫知其病之源。或头风作眩，目晕耳鸣；或口眼蠕动，眉棱耳轮痛痒；或四肢游风肿硬，似疼非疼；或齿颊痛，牙齿浮痛；或嗳气吞酸，心下嘈杂；或痛或秽，咽嗌不利，咯之不出，咽之不下，其痰似墨，或如破絮、桃胶、蚬肉之状；或心下如停冰铁，心气冷痛，梦寐奇怪，失志癫痫；或足腕酸痛，腰背骨节卒痛；或四肢筋骨疼痛，难以名状，并无常处；或手臂痛麻，状若风湿；或脊上一条如线之寒起者；或浑身习习如卧芒刺者；或眼粘湿痒，口糜舌

---

① 李时珍：明代医药学家，撰有《本草纲目》。
② 陈无择：宋代医家，撰有《三因极一病证方论》。
③ 王隐君：即王珪。因辞官隐居虞山下，人称"王隐君"。元代医家，撰有《泰定养生主论》。

烂喉痹等症；或绕项结核，状若瘰疬；或胸腹间有如二气交纽，噎息烦闷，有如烟火上冲，头面烘热；或中风瘫痪；或痨瘵荏苒之疾；或风毒脚气；或心下怔忡，如畏人捕；或喘咳呕吐；或呕冷涎、墨汁、绿水；甚为肺痈、肠毒、便脓、挛跛。内外为病百端，皆痰所致。其状不同，难以尽述。盖津液既凝为痰，不复周润三焦，故口燥咽干，大便秘结，面如枯骨，毛发焦槁，妇人则因此月水不通。若能逐去败痰，自然服饵有效。余用滚痰丸以愈诸疾，今特相传于世云。

青礞石一两　沉香五钱　大黄酒蒸熟，切晒　黄芩各八两

上将礞石打碎，用焰硝一两，同入瓦罐，盐泥固济，晒干火煅，石色如金为度。研末，和诸药，水丸如梧子大，白汤食后服。人壮气实者，可至百丸。服后仰卧，令药在胸膈间，徐徐而下，除逐上焦痰滞恶物过膈，然后动作，食汤水，方能中病，明日当下痰积恶物。若不下，加十丸。

愚按：痰之与饮，同类而异名者耳。痰者，食物所化；饮者，水饮所成，故痰质稠而饮质稀也。痰多从火化，饮多从寒化，故痰宜清而饮宜温也。痰多胶固一处，饮多流溢上下，故痰可润而饮可燥也。是以控涎、十枣，为逐饮之真方，礞石滚痰，乃下痰之的药。易而用之，罕有获效者矣，学人辨之。

二曰消导

凡病痰饮未盛，或虽盛而未至坚顽者，不可攻之。但宜消导而已。消者，损而尽之；导者，引而去之也。

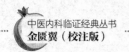

《和剂》二陈汤　治痰饮为患，或呕逆恶心，或头眩心悸，或中脘不快，或食生冷，饮酒过度，脾胃不和，并宜服之。

半夏姜制　橘红各五两　白茯苓三两　甘草一两半，炙

上㕮咀，每服四钱，水一盏，姜七片，煎八分，热服无时。一方有大枣一枚。本方加枳实、桔梗，名**桔梗半夏汤**。

《济生》**导痰汤**

半夏汤洗七次，四两　天南星泡，去皮　赤茯苓　枳实　橘红各一两　甘草半两，炙

上㕮咀，每服四钱，水姜煎，食后温服。

青礞石丸　治食积成痰。

青礞石敲碎如枣子大，以焰硝二两同入锅煅黄色　茯苓　半夏汤泡①七次　天南星慢火煨制　黄芩各五钱　风化硝三钱，盆净者，冬月以绢袋盛，悬风前化之②

上为细末，神曲糊入姜汁为丸，如梧子大，每服三五十丸，姜汤送下。一方加姜汁、菖蒲、滑石；一方无南星，有白术；一方有枳实，倍礞石；一方加苍术五钱，滑石一两。

又方

半夏　陈皮　白术　白茯苓　大黄　黄芩　人参　炙草　礞石各一两　沉香五钱

上为末，以竹沥一大碗半，姜汁三匙，拌匀晒干，如此五六度，仍以竹沥、姜汁糊丸，如小豆大，每服百丸，临卧

---

① 泡：医学大成本作"洗"。

② 青礞石……化之：文瑞楼本茯苓、黄芩在风化硝后。

姜汁吞下。

又方

牵牛头末，二两　滑石二两　大黄一两　木香　黄芩　礞石
枳壳　青皮　陈皮　槟榔各五钱　沉香二钱

为末，水丸桐子大，姜汤下五十丸。

半夏丸　治膈痰结实，满闷喘逆。

半夏姜汁制，五两　皂角①五挺，去皮，揉水煮半夏　生姜五两，
同半夏捣作饼，炙干

上为末，蜜为丸，梧子大，姜汤下二十丸。

治热痰结在胸膈，咯吐不出，满闷作痛，名痰结。又胁
下痛，作寒热，咳嗽气急，亦痰结也。

制半夏　陈皮　赤苓各一钱②　桔梗　瓜蒌仁　枳壳各七分
黄连　黄芩　栀子　贝母　苏子　桑皮　杏仁　芒硝各五分
木香　甘草各三分

上剉作一帖，姜三片，同煎至半，纳芒硝溶化，去滓，
又入竹沥、姜汁调服。

鹤顶丹　治诸顽痰迷塞，关窍不通，声音不出。

白矾、黄丹各一两，火煅为末，面糊丸麻子大，每服三
十丸。研末，入全蝎少许，姜汤调灌之，吐痰立愈。

青州白丸子　治风痰壅盛，呕吐眩晕及瘫痪中风。

半夏七两　南星三两　白附子二两　川乌五钱

上共③为细末，清水浸，春五、夏三、秋七、冬十日，

---

① 皂角：赵本、医学大成本为"皂荚"，据文瑞楼本及前文改。

② 制半夏……各一钱：文瑞楼本为"制半夏、陈皮一钱，赤苓一
钱"，疑误。

③ 共：赵本、文瑞楼本为"生"，据医学大成本改。

朝夕换水，候日数足，乃取纳生绢袋中滤过，其滓再研再滤，以尽为度。澄清去水，晒干为末，以糯米粥清糊丸，绿豆大，姜汤吞下三五十丸。《局方》如瘫痪风，以温酒送下。如小儿惊风，薄荷汤下。

《百一选方》加川芎二两，天麻、僵蚕、全蝎各一两，并生用，为细末，面糊丸。

《瑞竹堂方》加天麻、全蝎、木香、枳壳各一两。

三曰和

始因虚而生痰，继因痰而成实，补之则痰益固，攻之则正不支，惟寓攻于补，庶正复而痰不滋，或寓补于攻，斯痰去而正无损，是在辨其虚实多寡而施之。

橘皮汤

半夏制，五两　茯苓　陈皮各三两　细辛　青皮　桔梗　枳壳　甘草炙，各二两　人参　旋覆花去萼，各一两

上剉散，每服三钱，生姜五厚片，煎服。《直指》①

六君子汤

人参　白术　茯苓　甘草减半　陈皮　半夏各一钱

水二盏，姜五片，煎至一钟去滓，不拘时服。

四曰补

夫痰即水也，其本在肾；痰即液也，其本在脾。在肾者气虚水泛，在脾者土虚不化。攻之则弥盛，补之则潜消，自非圣知，罕能得其故也。

----

① 《直指》：医学大成本无。

《济生》肾气丸

四君子汤

苓桂术甘汤

茯苓四两　桂枝三两　白术二两　炙甘草二两

水六升，煮取三升，分温三服①。

五曰温

凡痰饮停凝心膈上下，或痞，或呕，或利，久而不去，或虽去而复生者，法当温之。盖痰本于脾，温则能健，痰生于湿，温则易行也。

《千金》半夏汤　治冷痰。

白术三两　半夏一升　生姜八两　茯苓　人参　桂心　甘草炙

附子炮，各二两

水八升，煮三升，分温服。

吴茱萸汤

吴茱萸　人参　半夏姜制　桂心各二两　茯苓二两　甘草一两

姜枣汤煎三钱，空心温服，日二。

《圣济总录》曰：气为阳，阳不足者，不能消导水饮，则聚而成痰，浸渍肠胃，上为呕逆吐酸，下为洞泄寒中，久不已则令人消瘦，少气倚息，妨于饮食。昔人治痰饮，多以温药和之，为此故也。

沉香茯苓丸　温脾胃，利胸膈，和气血。

沉香一两　白茯苓　半夏制　人参　丁香各二两　甘草　陈皮去白　肉豆蔻煨　槟榔各五钱

---

① 茯苓……分温三服：赵本、医学大成本无，据文瑞楼本补。

共末，蜜丸桐子大，姜汤下二十丸。

《本事》神术丸

茅山苍术一斤，去皮，研为末　生芝麻半两，水二盏，研滤取[1]汁
大枣十五枚，煮烂去皮核，研

上三味搜和，乘热入臼杵丸，如梧子大，干之，每日空
腹温汤吞下五十丸，加至一百丸，二百丸。忌桃、李、雀、
蛤。初服心膈微燥，进山栀散一服，不燥矣。

许叔微云：予平生有二疾，一则脏腑下血，二则膈中停
饮。血有时而止，停饮则无时而愈。始因年少时夜坐为文，
左向伏几案，是以饮食多坠向左边；中夜以后，稍困乏则饮
酒两三杯，既卧就枕，又向左边侧睡。气壮盛时殊不觉，三
五年后，觉酒止从左边下，辘辘有声，胁痛，饮食殊减，十
数日必呕吐数升酸水。暑月止是右边身有汗，漐漐常润，左
边病处绝燥。遍访名医，及海上方，服之少有验。间或中病，
止得月余复作。其补则如天雄、附子、矾石；其利则如牵牛、
大戟、甘遂，备尝之矣。予后揣度之，已成癖囊，如潦水之
有窠臼[2]，不盈窠不行，水盈窠而后行者也。清者可行，浊
者依然停蓄，盖下无路以决之也。是以积之五七日，必稍
吐去而稍宽，数日复作。夫脾土恶湿，而水则流湿，莫若
燥脾以胜湿，崇土以填窠臼，则疾当去矣。于是悉屏诸药，
一味服苍术，三月而疾愈。自此一向服数年，不呕不吐，
胸膈宽，饮啖如故。暑月汗周体而身凉，饮亦当中下。前
此饮渍于肝，目亦多昏眩，其后灯下能书细字，皆苍术之

---

① 取：医学大成本为"去"。
② 窠臼：臼形小坑。

力也。予初用茅术，半年后，止用燥烈味极辛者，削去皮不浸，极有力，而亦自然不燥也。山栀散用山栀一味，干为之末，沸汤点服。故知久坐，不可伏向一边，时或运动，亦消息之法。

六曰清

或因热而生痰，或因痰而生热，交结不解，相助为疟。是以欲去其痰，必先清其热。昔人所谓痰因火盛逆上者，治火为先也。其证咽喉干燥，或塞或壅，头目昏重，或咳吐稠黏，面目赤热。

洁古小黄丸

南星　半夏　黄芩各一两

上为末，姜汁浸，蒸饼为丸，如桐子大，每五七十丸，生姜汤下，食后服。

二陈汤加黄芩、连翘、山栀、桔梗、薄荷亦佳。

《圣济》鹅梨煎丸　治热痰，凉心肺，利胸膈，解毒，补虚益气。

鹅梨大者二十枚，去皮取汁　皂角十条，去皮，水揉取汁　生地黄八两，捣取汁　薄荷生捣取汁　白蜜八两，同上汁熬成膏　人参　白茯苓半夏各一两　槟榔煨，三分　青皮去白，炒　桔梗　甘草炙，各三分

上共为末，捣膏为丸，梧子大，荆芥汤下二十丸，日二。一方有木香、苁蓉、白蒺藜、山药、白术、羌活、防风。

《圣济》千金散　治热痰壅盛，胸膈不利。

半夏姜汁制　蛤粉各五钱①　甘草　凝水石三钱，煅

---

① 各五钱：文瑞楼本为"各半两"。

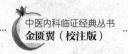

上共末，水下三钱，空心服，以利为度。一方有羌活。

七日润

肺虚阴涸，枯燥日至，气不化而成火，津以结而成痰，是不可以辛散，不可以燥夺。清之则气自化，润之则痰自消。

杏仁煎　治燥痰在肺中，上气咳嗽，或心胸烦热。

杏仁去皮尖，三两　生姜汁　白蜜　饴糖各一两半　桑皮　贝母　木通各一两二钱半　紫菀　五味各一两

上剉碎，用水三升，熬至半升，去滓，入前杏仁等四味，再熬成膏，每服一匕，含化。一方有款冬、知母。一方有生地汁、紫苏子。

节斋化痰丸　治郁痰、老痰胶固稠黏，难于咯唾。

天门冬　片芩酒炒　瓜蒌仁　橘红　海石粉各一两半　香附盐水炒　芒硝　桔梗　连翘各五钱　青黛二钱

上为末，炼白蜜入姜汁少许，和丸樱桃大，细嚼一丸，清汤下。

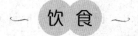

~ 饮食 ~

伤食

伤食者，饮食自倍，肠胃乃伤也。当分上中下三焦而治，在上吐之，在中消之，在下夺之。

罗太无①云：大抵内伤之理，伤之微者，但减食一二日，所伤之物，自得消化，此良法也。若伤之稍重者，以药内消之。伤之太重者，以药除下之。

瓜蒂散　宿食在上脘，用此吐之。所谓在上者，因而越之也。

瓜蒂炒　赤豆煮，各等分

上为细末，以豉七合煮汁和散，一匕服。

一法：温浆水调服一钱匕，取吐为度。经云：上部有脉，下部无脉，其人当吐，不吐者死。谓食塞于上，而脉绝于下也。何者？阳火之根，本于地下，阴水之源，出于天上，食塞于上，是绝五脏之源，源绝则水不下流，两尺脉绝。吐去上焦之物，而脉自通。如不能吐，则非食病，而是根蒂之先拔，故死。或以阴阳水三升，煮白盐一升令消，分三服，则②吐去所食即愈。出《千金方》

红丸子　壮脾胃，消宿食，去膨胀。

京三棱　蓬术　青皮去白　陈皮去白，各五斤　炮姜　胡椒各三斤

上为末，醋面糊丸，如梧子大，矾红为衣，每服三十丸，食后姜汤下。《易简方》有阿魏。

治食索粉成积方。

紫苏

浓煎汁，加杏仁泥，服之即散。

治食狗肉不消，心下坚，或腹胀，口干大渴，心急发热，

---

①　罗太无：即罗知悌。号太无，宋末元初医家，撰有《罗太无先生口授三法》。

②　则：赵本、文瑞楼本为"刺"，据医学大成本改。

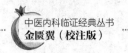

狂言妄语，或洞下。

杏仁一升，去皮尖，研，以沸汤三升，和绞汁三服，狗肉原片皆出净，或以芦根煮饮之亦消。

《千金》治所食不消方。

取其余类烧作末，酒服方寸匕，便吐其宿食即瘥。

> **按：** 饮食停滞中脘，虽借药力为之消磨，然所以运行药力者，胃气也，故有屡经消食行气，而食不下者，余即于前所用药内，加人参一二钱，治之如神，学者不可不知。

备急方 治寒饮食过伤，心腹卒痛如锥刺。

川大黄_末 干姜_末 巴豆_{去皮心，研，去油用霜}

上各等分，和合一处研匀，炼蜜为丸，如小豆大，温水下一丸，实者加一丸。一云：每服三丸，未知，更服三丸，腹中转鸣，当吐下便愈。

东垣导滞丸 治伤湿热之物，不得旋化而作痞满，闷乱不安，便闭者。

黄芩 茯苓 白术 黄连_{各三钱} 泽泻_{二钱} 枳实 神曲_{各五钱} 大黄_{煨，一两}

上为末，汤浸蒸饼为丸，食远沸汤下五十丸。

鹤年云[①]：伤食与停食，宜分两项。伤食者，饮食自倍，肠胃乃伤，病在不及消化。停食不论食之多少，或当食而怒，或当食而病，在气结而不能化也。治伤食宜偏重于食，或吐，

或下，或消。若停食则偏重在气，惟理气而兼之以消，吐下之法，不可用也。大都伤食，当分上中下三焦，而停食则专在胃脘也。

伤酒

《千金》疗卒大醉，恐肠烂方。

作汤着大器中渍之，冷复易之，酒自消。夏月亦用之佳。

又方 绞茅根汁，饮二升。

又方 捣生葛汁饮之。无鲜者，干葛煎服亦佳。

又方 粳米一升，水五升，煮使极烂，漉①去滓，饮之良。

葛花解酲②汤 治酒病，呕逆心烦，胸满不食，小便不利。

青皮三分 木香半钱 橘红 人参 猪苓 茯苓各一钱半神曲 泽泻 干姜 白术各二钱 白蔻仁 砂仁 葛花各半两

上为极细末，每服三钱，白汤调服，但得微汗，则酒病去矣。

罗谦甫云：夫酒者大热有毒，气味俱阳，乃无形之物也。若伤之，止当发散，使汗出则愈，最妙法也。其次莫如利小便。二者乃上下分消其湿，何酒病之有？今之治此者，乃用酒癥丸，大热之剂下之。又用牵牛、大黄下之，是无形元气病，反伤有形阴血，乖误甚矣。

---

① 漉（lù 陆）：过滤。

② 酲：医学大成本为"醒"。

不能食

不能食者，胃中元气虚也，然有虚冷、虚热之异，宜分别治之。

消食丸　治数年不能食。

麦蘗　曲各一升　干姜炮　乌梅焙，各四两

上为末，蜜丸，每服十五丸，日再。加至四十丸，亦治反胃。

又方

神曲炒黄，二两　麦蘗炒黄，二两　乌梅四两　干木瓜半两　茯苓　甘草炙，各二钱五分

蜜丸樱桃大，每服一丸，不拘时细嚼，白汤下。一方无木瓜，有人参、干姜。

又方

豉心一升，熬末　麦芽　曲各一两，熬　川椒一升，出汗　干姜一升，末

上五味筛，以蜜拌，食后酒服方寸匕。

以上三方，并治胃虚冷，不能食之剂。

资生丸缪氏①　健脾开胃，消食止泻，调和脏腑，滋养营卫。

白术米泔水浸，用山黄土拌，九蒸晒，去土切片焙干，用三两　橘红　山楂蒸　神曲炒，各二两　白茯苓人乳拌，饭上蒸，晒干，一两五钱

---

①　缪氏：即缪仲醇。明代医家，创立资生丸。赵本、医学大成本无，据文瑞楼本补。

人参人乳浸透，饭锅上蒸透，三两　白豆蔻微炒　泽泻炒，各三钱五分
川连姜汁炒，三钱半　桔梗炒　藿香　甘草蜜炙，五钱　扁豆炒
莲肉去心，炒，各一两　麦芽面炒　山药炒　茨实炒，各一两五钱
薏仁炒，三两

上为末，炼蜜丸，每服二钱，细嚼淡盐汤下。

凝神散　收敛胃气，清凉肌表。

人参　白术　茯苓　山药各一钱半　扁豆　知母　生地黄
粳米　甘草各一钱　淡竹叶　地骨皮　麦冬各五钱

上作一服，水二钟，姜三片，红枣一枚，煎一钟，食
远服。

高鼓峰①云：肾为胃之关，关门不利，升降息矣。关门
即气交之中，天之枢也。故肾旺则胃阴足，胃阴足则思食。
若关门枯槁，肾水不能上达，当急以六味加归、芍养之。若
血燥大肠干枯，有黑屎积叠胃底，则当以熟地五钱，当归三
钱，白芍、桃仁二钱，麻仁三钱，微微润之。视其形体如常，
气血尚足，即于前方内可加大黄二钱，助血药。大肠一顺利，
胃自开矣。一开之后，大剂六味、左归等类，不数服之，方
有济也。

以上治胃虚气热之剂。

范汪疗胃气虚，不能食，四肢重，短气，调和五脏，并
疗诸疾，**调中汤**方。

薤白切，一升　枳实六枚，炙　橘皮三枚　大枣十二枚　粳米
三合　香豉六合

① 高鼓峰：清代医家，撰有《医家心法》。

水六升，先煮薤白得四升，内诸药，煮取一升半，适寒温服。一方有生姜一两。

延年无枳实，有茯苓、人参。

按：此以辛甘气味，和畅胃阳，推扬谷气，虚者延年方较良。

《本事》治脾肾虚弱，全不进食，**二神丸**。

破故纸_{四两，炒}　肉豆蔻_{二两，生用}

上为细末，用大肥枣四十九枚，生姜四两，切片同煮枣烂，去姜取枣，剥去皮核，用肉研为膏，入药和杵丸，如梧子大，每服三十丸，盐汤下。有人全不进食，服补药皆不效，予授此方服之，顿然能食。此病不全作脾虚，盖肾气虚弱，真元衰劣，譬如金鼎之中，置之米谷，下无火力，虽终日不熟，其何能化。黄鲁直①尝记服菟丝子，淘净酒浸晒干为末，日抄数匙以酒下，十日外，饮啖如汤沃雪，亦此理也。

宽中进食丸　滋形气，喜饮食。

人参　炮姜　青皮_{各一钱}　大麦芽_炒　缩砂仁_炒　甘草_{炙，各一钱半}　白茯苓　橘红　泽泻　白术_{各三钱}　枳实_{四钱}　豆蔻_{五钱}　猪苓_{七钱}　神曲_炒　木香_{各五分}　半夏_{七钱}

上为末，汤浸蒸饼为丸桐子大，每服三十丸，米汤送下。食前。

---

①　黄鲁直：即黄庭坚。字鲁直，北宋著名文学家、书法家。

谷劳

谷劳者，胃受水谷，其气虚弱，不能传化，谷盛气虚，则令人怠惰嗜卧，肢体烦重，腹满善饥而不能食，食已则发，谷气不行使然也。

沉香汤

沉香　白术土炒　紫厚朴姜汁炒，各一两　人参　白茯苓　半夏姜制　木香　草豆蔻　甘草　陈皮　黑干姜

生姜、大枣水煎三钱，温服，日二。

《肘后》云：饱食便卧，得谷劳病，令人四肢烦重，嘿默欲卧，食毕辄甚，用大麦蘖一升，椒一两，并炒，干姜三两捣末，每服方寸匕，日三。

食亦

《内经》曰：大肠移热于胃，善食而瘦，谓之食亦。夫胃为水谷之海，所以化气味而为营卫者也。胃气和，饮食有节，气血盛而肤革充盈。若乃胃受邪热，消烁谷气，不能变化精血，故善食而瘦也。病名食亦，言虽食亦若饥也。又胃移热于胆，亦名食亦。以胆为阳木，热气乘之，则烁土而消谷也。

甘露饮　治胃热善食，不生肌肉。

生地　熟地　天冬　麦门冬　片芩　石斛　枇杷叶　甘草　枳壳　茵陈各①一两

---

① 各：赵本、医学大成本无，据文瑞楼本补。

水煎三钱服。

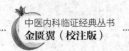

血 症

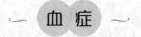

诸血统论

失血诸证，妄行于上则吐衄，衰涸于内则虚劳，妄返于下则便红，积热膀胱则癃闭、尿血，渗透肠间则为肠风，阴虚阳搏则为崩中，湿蒸热瘀则为滞下，热极腐化则为脓血。火极似水，则血色紫黑；热胜于阴，则发为疮疡；湿滞于血，则发为痛痹；瘾疹皮肤，则为冷痹；蓄之在上，其人喜狂；蓄之在下，其人喜忘。

血出上七窍为血溢，大小便下①血为血泄，然《内经》云：溢则后血，是血下出亦可云溢，正不必拘也。

先见血，后见痰嗽，多是阴虚；先见痰嗽，后见血，多是痰火积热。

凡吐衄血太甚不止，当防其血晕，用茅根烧酒②将醋洒之，令鼻嗅气以遏其势，或蓦然以冷水噀③其面，使惊则止。

血虚眩晕卒倒，不可艾灸，惊哭叫动，动则乘虚而死矣。须以当归、川芎、白芍、熟地、黄芪、人参、白术、茯苓、

---

① 下：赵本、文瑞楼本为"二"，据医学大成本改。
② 酒：文瑞楼本为"烟"。
③ 噀（xùn 训）：含在口中而喷出。医学大成本、文瑞楼本作"喷"。

陈皮、荆芥穗、甘草各七分，枣二枚，乌梅一个，同煎服①。

凡用血药，不可单行单止，又不可纯用寒凉，必加辛温升药。如用寒凉药，用酒煎、酒炒之类，乃寒因热用也。久患血证，血不归元，久服药而无效者，以川芎为君则效。丹溪

凡呕吐血，若出未多，必有瘀于胸膈者，当先消而去之。骤用补法，血瘀成热②，多致不起。

业师^{薛一瓢}③先生治陆元宾劳伤吐血后日渐消瘦，有时发寒热，饮食减少，微有干咳，四肢无力，语亦懒。师用大当归一只，重二两者，木器捶松，陈酒煎，令服三剂。以其人素不饮酒，改用酒水各半煎，果三服而诸病皆愈。鹤年④

吐血

风热吐血

风，阳邪也；热，火气也。并入络中，则血溢络外。其证乍寒乍热，咳嗽口干烦躁者是也，宜以辛凉入血之药治之。

《圣惠》荆芥地黄汤

荆芥穗

为末，生地汁调服二钱。

骆隆吉曰：风火既炽，当滋肾水。此以荆芥发阳邪，而以地黄养阴气也。

---

① 服：文瑞楼本此后有"之"。
② 血瘀成热：文瑞楼本为"血成瘀而热"。
③ 薛一瓢：即薛雪。号一瓢，清代医家，撰有《湿热条辨》。
④ 鹤年：医学大成本无。

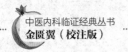
《圣济》荆芥穗散

荆芥穗　山栀仁　片芩　蒲黄

水煎五钱，温服，晚再服，以瘥为度。

郁热失血

郁热失血者，寒邪在表，闭热于经，血为热迫，而溢于络外也。勿用止血之药，但疏其表，郁热得舒，血亦自止。若表已解而热不消，血不止者，然后以清热降血之药治之。若肺气已虚，客热不去，咳嗽咽干，吐血嗽血者，宜以甘润养血为主，而以辛药凉肺佐之，如大阿胶丸之类。

《宝鉴》大阿胶丸

阿胶微炒　生地黄　熟地黄　卷柏　干山药　五味子　鸡苏叶　大蓟各一两　茯苓　柏子仁另研　百部　远志　人参麦门冬　防风各半两

上为细末，炼蜜丸弹子大，煎小麦、麦门冬汤下一丸，食后。

大蓟饮子　解郁热，止吐衄，亦治辛热物伤肺胃，呕吐血，名肺疽。

大蓟根洗　犀角镑　升麻　桑白皮炙　蒲黄炒　杏仁去皮尖，各二钱　甘草炙　桔梗炒，各一两

水二钟，生姜五片，煎至一钟，不拘时服。

《和剂》龙脑鸡苏丸　治胸中郁热咳嗽，吐血衄血，凉上膈，止虚烦。

鸡苏净叶一斤，即龙脑薄荷　生干地黄末六两　麦冬　人参阿胶　蒲黄　木通①　柴胡剉，同木通以沸汤大半升浸一二宿，绞汁后

---

① 木通：赵本、医学大成本无，据文瑞楼本及方剂组成补。

入膏，各二两① 黄芪一两 甘草一两半

上为细末，以蜜二升，先炼一二沸，然后下生地黄末，不住手搅，时时入绞下柴胡木通汁，慢慢熬成膏，勿令焦，然后以其余药末，同和为丸如豌豆大，每服二十丸，热水下。

侧柏散 治郁热内损心肺，吐血下血，出如涌泉，口鼻俱流，须臾不救，服此即安。

侧柏叶蒸干，二两半 荆芥穗烧灰 人参各一两

上为末，每服三钱，入白面二钱，新汲水调如稀糊，啜服。

暑毒失血

暑毒失血者，脉大气喘，多汗烦渴，盖心主血，而暑气喜归心也。此病多于酒客，及阴虚之人有之。

《千金》治酒客瘟疫，中热毒，干呕吐血方。

蒲黄 犀角 栝楼根 甘草各二两 桑寄生 葛根各三两

水七升，煮三升，分三服。

《局方》枇杷叶散 治暑毒攻心，呕吐鲜血。

香薷二钱 厚朴 甘草 麦冬 木瓜 茅根各一钱 陈皮 枇杷叶 丁香各五分

为末，每服二钱，姜水煎服。

蓄热吐血

蓄热吐血者，热蓄血中，因而妄行，口鼻皆出，势如涌泉，膈上热，胸中满痛，脉洪大弦长，按之有力，精神不倦，

---

① 麦冬……各二两：文瑞楼本为"麦冬二两，人参二两，阿胶二两，蒲黄二两，柴胡判，同木通以沸汤大半升浸一二宿，绞汁后入膏，二两"。

或血是紫黑成块者，须用生地黄、赤芍、茜根、牡丹皮、三制大黄、滑石、桃仁泥之属，从大便导之。此非釜底抽薪之法，不能夺火热上涌之势也。

海藏①云：蓄血喜忘如狂，身热屎黑者，疾已甚也。但小腹满，小便不利者，轻也。

滑伯仁②曰：血溢血泄，诸蓄血证，其始也，予率以桃仁、大黄行血破滞之剂折其锐气，

而后区别治之，虽往往获效，然犹不得其所以然也。后来四明遇故人苏伊芳举，闲③论诸家之术。伊芳举云：吾乡有善医者，忘其姓字，每治失血蓄妄，必先以快药下之，或问失血复下，虚何以当。则曰：血既妄行，迷失故道，不去血利瘀，则以妄为常，曷以御之。且去者自去，生者自生，何虚之有。予闻之愕然曰：昔者之疑，今释然矣。

按：去者自去，生者自生，人易知也。瘀者未去，则新者不守，人未易知也，细心体验自见。

《简要济众》方④

川大黄一两，为末，每服一钱，以生地汁一合，水半盏，煎三五沸，服无时。

藕汁茯苓饮

生藕汁　小蓟根汁　生地黄汁　茯苓　蒲黄炒黑

---

① 海藏：即王好古。号海藏，元代医家，撰有《阴证略例》《此事难知》等。
② 滑伯仁：即滑寿。元代医家，撰有《十四经发挥》。
③ 闲：医学达成本为"间"。
④ 方：原无，编者补。

后二味等分为末，每服二钱，用三汁调下。

按：虚人未可下者，宜此法清热，且利瘀也。

按：《千金》云：凡吐血后，体中但俺俺，心中不闷者，辄自愈。假令烦躁，心中闷乱，纷纷呕吐，颠倒不安者，当急以瓜蒂、杜蘅、人参等，吐去清黄汁，或血一二升无苦。盖谓中有瘀血不尽故也。然与其涌而上之，不若导而下之之为顺也。吐法昔人且不忌，而况于下法乎。

《直指》方

鲜生地黄捣汁煮饮，日数升良。

四生丸 治吐血衄血，热妄行乘于阴也。

生荷叶 生艾叶 侧柏叶 生地黄各[①]等分

上捣烂为丸，如鸡子大，每服一丸，用水二钟，煎一钟，去滓服。一方有生薄荷叶，无荷叶。

十灰散 治呕吐咳嗽血。

大蓟 小蓟 柏叶 荷叶 茅根 茜根 大黄 栀子棕榈皮 牡丹皮

上各[②]等分，烧存性，出火毒，研为极细末，用生藕汁及生萝卜汁，磨松墨半碗，调服五钱即止。

气逆失血

气逆失血者，血从气逆，得之暴怒而厥也。经云：阳气者，大怒则形气绝，而血菀于上，使人薄厥。又怒则气逆，

---

①② 各：赵本、医学大成本无，据文瑞楼本补。

甚则呕血及飧泄是也。必有胸胁满痛等证。宜芍药、陈皮、枳壳、贝母之属，行其气而血自下。或肝火因气而逆者，必有烦躁、燥渴等证，宜芍药、生地黄、丹皮、芩、连之属，降其火而血自宁。

小乌沉汤

乌药_{去心，十两}　甘草_{炒，一两}　香附子_{炒，炒用}①_{砂盆洗去毛皮，焙干，二十两}

上为细末，每服一钱，不拘时沸汤点。

按：大怒气逆，必有火热从之上行，宜以黄连、青黛、香附、柴胡、甘草、山栀等药，平其肝则自愈。独进温燥，宁无偏胜之弊。且非古人抑怒全阴之意。

劳伤吐血

劳伤吐血者，经所谓用力太过，则络脉伤是也。盖络脉之血，随经上下，往来不休。若络脉有伤损之处，其血因得渗漏而出矣。如是者，须和养血气，安顺谨调，使损者复完，则血脉循行如故，所谓劳者逸之是也。此等未关脏气，但体性坚凝，尚可望其生全。若不能如此，而或纵情违理，络脉完已复损，则必无幸矣。

发灰散

乱发_{烧灰}

每服二钱，米醋汤调服，亦治小儿尿血。

---

① 用：赵本、医学大成本无，据文瑞楼本补。

治吐血不止。

将本人血，磁锅焙干为末，每一钱二分，以参麦煎汤调下即止。

凡吐粉红色痰涎者，是肺络损伤而血渗也。治以鲜藕、白糯米、红枣三物，煎汤频频服之，久自愈。此方系正白旗迟维职所授，用之良验。迟公曾任崇明及六合县，系一榜出身，三世明医

阳虚失血

阳虚失血者，脾胃气虚，不能固护阴气也。《仁斋直指》云：血遇热则宣流，故止血多用凉剂。然亦有气虚挟寒，阴阳不相为守。荣气虚散，血亦错行，所谓阳虚阴必走是耳。外证必有虚冷之状。其血色必黯黑而不鲜，法当温中，使血自归经络。可用理中汤加南木香，或甘草干姜汤，其效甚著。曹氏云：吐血须煎干姜甘草汤与服，或四物理中汤亦可。若服生地黄、竹茹、藕汁，去生便远。

《三因》云：理中汤能止伤胃吐血，以其最理中脘，分利阴阳，安定血脉也。

按：经云荣气出于中焦，是以脾胃为统血之司，而甘温气味，有固血之用也。世医畏其能动血，虽遇当用而不敢用者多矣。厥疾不瘳，谁之过欤。或有仿《千金》例于伏龙肝、甘草、干姜、白术之中，加阿胶之润，黄芩之苦，以折炎上之势，而复既脱之阴，亦《内经》甚者从之之意也。

理中汤

甘草干姜汤 二方见《金匮心典》①

黑神散《和剂》

黑豆炒，半升，去皮　干熟地黄酒浸　当归去芦，酒制　肉桂去粗皮　干姜炮　甘草炙　芍药　蒲黄各四两

上为细末，每服二钱，酒半盏，童子小便半盏，不拘时煎服。

凡吐血脉微，身凉恶风者，须于地黄、芍药中加肉桂一钱，虚冷人多有此证。

伤胃吐血

伤胃吐血者，酒食过饱，胃间不安，或强吐之，气脉贲乱，损伤心胃，血随呕出也。

《简易》黑神散　治伤酒食，醉饱过度，胃络内伤，及低头掬损吐血，致多口鼻俱出。

百草霜 不拘多少，村居者佳

上研细，每服二钱，糯米汤下。喜凉水者，新汲水调服。

鼻衄

鼻衄有表寒、里热之异。表寒者，伤寒不解，而闭热于经也，详伤寒门。里热者，阳明之热，而血为热迫也，宜犀角地黄汤主之。或阳明之热，不得下通，而反上壅者，宜《拔萃》犀角地黄汤，通其下而上自愈。

---

① 二方见《金匮心典》：文瑞楼本无。

诸衄血家不可与白虎汤，虚者亦不可与。卒得之，腹痛而利者，但可温之。

罗谦甫云：经历晋才卿，膏粱而饮，至春病衄，易医数四，皆用苦寒之剂，俱欲胜其热而已，然终不愈。而饮食起居，浸不如初，肌寒而时躁，言语无声，口气臭秽，恶冷风，而其衄之余滴，则未绝也。彼惟知见血为热，而以苦寒攻之，抑不知苦泻土。土，脾胃也，脾胃人之所以为本者。今火为病，而泻其土，火固未尝除，而土已病矣。土病则胃虚，胃虚则营气不能滋荣百脉，元气不循天度，气随阴化，而无声肌寒也。粗工嘻嘻，以为可治，热病未已，寒病复起，此之谓也。

项彦章①治一妇患衄三年许，医以血得热则淖溢，与泻心凉血之剂，益困，衄出数滴，辄昏去，六脉微弱，而寸为甚。曰：肝藏血而心主之，今寸口脉微，知心虚也，心虚则不能主血，故②逆而妄行，法当补心，兼养脾气。脾者，心之子，实则心不虚也。与琥珀诸补心药遂安。

按：心虚补脾，即《千金》脾旺则气感于心之意。然补脾药未议及，窃谓当兼补脾阴，不当专补脾气也。

犀角地黄汤 易老③云：治鼻衄，此药为最胜。

犀角　芍药　丹皮各一钱半　生地四钱　甘草五分

水一钟半，煎八分服。《拔萃》加大黄、黄连、黄芩。

---

① 项彦章：即项昕。字彦章，元末明初医家。
② 故：赵本、文瑞楼本无，据医学大成本补。
③ 易老：疑为张元素，金之易州人，易水学派创始人。

茅花汤

白茅花

水煎浓汁两碗，分二服，如无花，以根代之。

人参莲心散

人参一钱　莲子心一分

共为末，以水空心下二钱，以瘥为度。

一方，莲子心五十个，糯米五十粒，为末，酒调服，治劳心吐血。

发灰散

发灰一钱　人中白炙研，五分　麝香研，一分

用少许吹鼻中，立愈。

《元珠》鸡苏散

鸡苏叶　黄芪　生地　阿胶　白茅根各一两　麦门冬去心桔梗　蒲黄炒　贝母去心　甘草炙，五钱

每服四钱，姜三片，水煎服①。

麦门冬饮子　治脾肺虚弱，气促，精神短少，衄血吐血。

人参　麦门冬　当归各五分　五味子五个　黄芪　甘草芍药各一钱　紫菀一钱五分

上咬咀，分作二服，水二盏，煎至一盏，去滓温服，食后。一方有生地，无甘草、芍药、紫菀，名清肺饮子。

齿衄

齿衄，有手足阳明与足少阴之异，盖手阳明入下齿中，

---

① 服：文瑞楼本后有"此养血和阴之法，仍兼辛凉泄热"。

足阳明入上齿中，而肾主骨，齿又为骨之余也。大抵属阳明者多有余，故有便秘、口臭、齿龈肿痛等证。凡素嗜肥甘，或善饮胃强者多有之。属少阴者多不足，故口不臭，牙不痛，虽痛不甚，但齿摇不坚。凡阴虚羸瘦好色者多有之，而宜清宜补，为治迥别，不可不分也。

《元珠》云：齿衄多阳明热盛所致，缘手足阳明俱入齿中，而冲任二脉并附阳明。阳明者，多气多血之经也，阳明有热，发则随经上入齿中，血如潮涌，疼痛不已，甚则昏昧。予率用三制大黄末二钱，枳壳汤少加童便调下，并去黑粪数块，其血顿止。要知肾虚出血者，其血必点滴而出，齿亦悠悠而疼，决不如此之暴且甚也。

东垣清胃饮　治醇酒厚味，或补胃热药太过，以致牙疼不可忍，牵引头脑，满面发热，或龈齿腐溃，出血不止，此阳明火也。

生地一钱五分　升麻　当归　牡丹皮　犀角　连翘各一钱
甘草　黄连各五分

水煎服。

按：阳明实热①，上熏口齿者，宜此清之。若大便闭结不通者，须加大黄，从下夺之。

《外台》方　治满口齿出血。
枸杞根洗，煎汤漱咽验。

---

① 实热：赵本、文瑞楼本为"热实"，据医学大成本乙正。

《元戎》地黄饮子　治肾虚①齿衄不止。

熟地黄　生地黄　地骨皮　枸杞子各等分

焙干为末，每服二钱，蜜汤调服无时。《宝鉴》用治衄血往来久不愈，日三服，良。

安肾丸　治肾虚阴火上炎，服凉药而愈甚者，宜淡盐汤送下三五钱，间进黑锡丹。方见喘症②

或用肾气丸煎服效。鹤年

舌衄

舌衄者，舌出血不止也。心主血，在窍为舌。若心脏蕴热，血得热而妄行，或溢于心之窍，则有舌上出血之证，甚者出如涌泉。

《圣济》阿胶散

阿胶炒　黄芪蜜炙　蒲黄新者，一两

共末，用生地黄汁，空心调下二钱。

《千金》方

乱发

烧灰，水服方寸匕，日三服。

大衄血汗附

大衄者，口鼻耳目皆出血是也。由热气乘虚入血，则血

---

①　虚：赵本为"血"，据医学大成本、文瑞楼本改。

②　方见喘症：文瑞楼本为"方见肾虚头痛证内"。

妄行，与卫气错溢于窍也。阿胶汤主之。

阿胶汤

阿胶蛤粉炒，一两　蒲黄五钱

水煎去滓，入生地黄汁服①，急以帛系两乳。

神白散　治血汗。

用人中白瓦上炙，研末，入麝香少许和匀，空心酒下二钱。一方有发灰。

圣惠散　治大衄久衄，及诸窍出血不止。

人中白

一团鸡子大，绵五两，烧研，每服二钱，温水服。

大便下血统论

许学士云：予苦疾三十年，蓄下血药方，近五十余品，其间或验或否，或始验而久不应者，或初不验弃之，再服有验，未易历谈。大抵此病，品类不同，对病则易愈。如下清血色鲜者，肠风也。血浊而色黯者，脏毒也。肛门射如血线者，脉痔也。亦有一种下部虚，阳气不升，血随气而降者。仲景云：脉弦而大，弦则为减，大则为芤，减则为寒，芤则为虚，寒虚相搏，此名为革。妇人则半产漏下，男子则亡血失精。此下部虚，而下血者是也。若得革脉，却宜服温补药。虫痔宜熏，《千金》用猬皮、艾者佳。予尝作，颇得力。

黑地黄丸颇佳。鹤年

---

① 服：文瑞楼本后有"之"。

结阴便血

结阴便血者，以风冷之邪，结于阴分而然。盖邪在五脏，留而不去，是之谓结阴。邪内结不得行，则病归血分，故为便血。经曰：结阴者，便血一升，再结二升，三结三升，正此之谓。宜外灸中脘、气海、三里以引胃气，散风邪，内以平胃地榆汤，温散之剂止之。《景岳》

《宝鉴》**平胃地榆汤**　治邪陷阴分，结阴便血。

陈皮　厚朴　苍术　甘草　地榆　人参　白术　当归　芍药　升麻　干葛　茯苓　神曲　干姜炒　香附各等分①

上咬咀，每服五钱，加姜枣煎，空心服。一方无香附，有附子、益智仁②。

胃风汤　治风冷乘虚入客肠胃，水谷不化，及下血，或下清血，或下豆汁，久而无度者。即八物汤去地黄、甘草，加官桂等分，每服二钱，水一大盏，粟米百余粒，同煎七分，去滓稍热服。盖亦阴结之类，为阴气内结，故去甘寒而加辛热，结者散之也。

经验方

荆芥

一味，略炒为末，米饮服二钱③。

地榆汤　河间曰：阴结便血者，以阴气内结，不得外行，血气无宗，渗入肠下，致使渐多，此汤治之。

---

①　分：文瑞楼本后有"此温散中兼燥湿之祛，下血瘀晦，内挟寒湿者宜之"。
②　仁：赵本、医学大成本无，据文瑞楼本补。
③　钱：文瑞楼本后有"此专治血中之风，血清而稀者宜之"。

地榆四两　甘草半炙半生，三两　缩砂仁七枚①

上为末，每服五钱，水三盏，煎至一半，去滓温服。

湿热便血

湿热便血者，血浊而色黯，滑氏所谓足太阴积热，久而生湿，从而下流也，赤豆当归散主之。若但热而无湿者，腹中痛，血色鲜，连蒲散主之。

赤豆当归散《金匮》②

赤小豆三升，浸，令芽出，晒干　当归十两③

上二味，杵为散，浆水服方寸匕，日三服。

连蒲散

生地　当归　白芍　枳壳　川芎　槐角　黄芩各一钱　黄连　蒲黄炒，各一钱二分

水二钟，煎八分服④。

《泊宅编》云：干柿烧灰，米饮服二钱。《本草》：柿治肠癖，解热毒，消宿血。又《百一选方》云：曾通判子病下血十年，用此方一服而愈。

王焕之知舒州，下血不止。郡人陈宜父，令其四时取柏叶，其方如春取东枝之类，烧灰调二钱，服之而愈。

洁古芍药黄连散　治腹痛下血有热⑤。

---

① 枚：文瑞楼本后有"用缩砂者，亦取其辛温散结也"。
② 《金匮》：赵本、医学大成本无，据文瑞楼本补。
③ 两：文瑞楼本后有"按：《金匮》原方当归十分"。
④ 服：文瑞楼本后有"此清营泄热之法"。
⑤ 热：文瑞楼本后有"此方清热而兼行瘀滞"。

芍药　黄连　当归各半两　大黄一钱　淡桂五分　甘草炙，二钱

每服五钱，水煎。痛甚者，调木香、槟榔末一钱。用淡桂者，略借辛温以助药力，且拔病本也。一方，平胃散加槐花、当归、枳壳、乌梅。丹溪

中虚脱血

中者，脾胃也。脾统血，脾虚则不能摄血。脾化血，脾虚则不能运化。是皆血无所主，因而脱陷妄行。其血色不甚鲜红，或紫或黑，此阳败而然，故多无热证。而或见恶心呕吐，宜理中汤温补脾胃。中气得理，血自归经矣。

理中汤

理物汤　即理中、四物合剂。

黄土汤《金匮》①　治疗下血先便后血，此远血也②。

白术　甘草　附子　地黄　阿胶　黄芩各三两　灶心黄土半升

水八升，煮取三升，分温三服。

肠痔下血

《本事》治肠痔在腹内，有**鼠奶出血方**。

白芜荑　贯众　野③狼牙根　椿东引枝　槐东引枝白皮者，各一分　白鳝头一个，炙焦　雄黄半两　猬皮一分，炙焦

---

① 《金匮》：赵本、医学大成本无，据文瑞楼本补。
② 治疗……此远血也：赵本、医学大成本无，据文瑞楼本补。
③ 野：赵本、医学大成本无，据文瑞楼本补。

上为末，腊月猪脂和为丸，如弹子大，绵裹纳下部，日三易。

附方

木耳五钱

浸一宿，洗净，空心生食，禁茶汤半日许。如嫌淡，少加盐，三服必愈。但不能除根耳。鹤年自试验过

溲血

溲血有虚有实，实者下焦积热，血为热迫，尿血成淋。虚者房劳内作，血失统御，溺血不已。亦有心脏有热。热乘于血，血渗小肠而尿血者，当参合脉证治之。

凡小便血出，成淋作痛，或杂尿而出者，从膀胱中来也。如血出不痛者为尿血，乃心热移于小肠，血从精窍中来也。

《济生》小蓟饮子　治下焦结热之剂。

生地四两　小蓟根　滑石　通草　蒲黄炒　淡竹叶　藕节当归　山栀仁　甘草炙，各半两

上咬咀，每服四钱，水一盏，煎八①分，空心温服。一方有白茅根、阿胶。

鹿茸散　治下元虚惫，小便尿血，日夜不止之剂。

鹿茸酒洗去毛，酥炙令黄　当归焙　生地黄焙，各二两　蒲黄一合冬葵子炒，四两半②

上为极细末，每服三钱匕，空心温酒调服，日二。一方

---

① 八：赵本、医学大成本无，据文瑞楼本补。

② 半：文瑞楼本为"五钱"。

炼蜜为丸，如梧子大，每服二十丸，食前炒盐汤下。

如神散　治心脏有热，热乘于血之剂。

阿胶_{蛤粉炒，一两}　山栀　车前子　黄芩　甘草_{炙，各二钱半}

上为细末，每服半钱，或一钱。井华水调服，日三。此方合犀角地黄汤，用之良。

发灰散

乱发

烧存性为末，每服二钱，以醋二合，汤少许调服，或以侧柏叶汁调糯米粉，和丸梧子大，汤服五十丸。

鹿角胶丸　治房事劳伤，小便出血。

鹿角_{一两，炒成珠}　没药　油发灰_{各六钱}

上为末，取白茅根汁打糊为丸，梧子大。空心盐汤吞七八十丸。

卷

三

～ 膈噎 ～

膈噎反胃统论

膈，隔也。饮食入咽，不得辄下，噎塞膈中，如有阻隔之者，故名曰膈噎。又其病正在膈间，食不得下，气反上逆，随复吐出，故又名膈气。反胃者，饮食入胃，全无阻隔，过一二时，辄复吐出，有反还之意，故曰反胃。甚者朝食暮吐，暮食朝吐，有翻倾之义，故亦名翻胃。不似噎隔之噎，然后吐，不噎则不吐也。

噎膈之病，有虚有实。实者或痰或血，附着胃脘，与气相搏，翳膜外裹，或复吐出，膈气暂宽，旋复如初。虚者津枯不泽，气少不充，胃脘干瘪，食涩不下。虚则润养，实则疏瀹①，不可不辨也。

饮食下咽，不得入胃为噎；食不下通，气反上逆为塞。东垣乃谓阳气不得出者为塞，阴气不得降者为噎，岂非谓入食从阴，而气出从阳耶？其文则深，其旨反晦，至谓先用阳药治本，后用堵塞②泻标，吾不知其何谓矣。

子和③论膈噎，累累数百言，谓三阳结热，前后闭涩，

---

① 瀹（yuè月）：疏通。
② 堵塞：文瑞楼本为"诸寒"。
③ 子和：即张从正。字子和，金代医家，攻邪派创始人，撰有《儒门事亲》等。

下既不通，必反上行，所以噎食不下。夫膈噎，胃病也。始先未必燥结，久之乃有大便秘少，若羊矢之证。此因胃中津气上逆，不得下行而然，乃胃病及肠，非肠病及胃也，又因河间三乙承气之治，谓噎膈之病，惟宜用下，结散阳消，其疾自愈。夫脘膈之病，岂下可去？虽仲景有大黄、甘草，东垣有通幽、润肠等法，为便秘、呕吐者立，然自是食入辄吐之治，非所论于食噎不下也。独其所谓慎勿顿攻，宜先润养，小着汤丸，累累加用，关扃①自透。或用苦酸微涌膈涎，因而治下，药势易行。设或不行，蜜苦②盐下导，始终勾引，两药相通者，其言甚善。盖痰血在脘，不行不愈，而药过病所，反伤真气，非徒无益矣。故以小丸累加，适至病所，无过不及，以平为期，则治噎之道也。但须审是痰是血而行之耳。

膈噎之证，大都年逾五十者，是津液枯槁者居多。若壮年气盛，非血即痰。近见有津液枯槁之剂，治一少年肥实男子，至死不悟，哀哉。鹤年

先婶传一方云：用烧酒一斤，浸海蜇花头一斤，入瓷瓶内，埋地数年，则海蜇化为水矣。取饮半酒杯妙。鹤年又识

痰膈

痰膈，因七情伤于脾胃，郁而生痰，痰与气搏，升而不降，遂成噎膈。其病令人胸膈痞闷，饮食辄噎，不得下入胃中，必反上逆而呕，与痰俱出。治法宜调阴阳，化痰下气，

---

① 关扃（jiōng 垌）：指食噎不下。扃，门扇。
② 苦：文瑞楼本无。

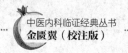

阴阳平均，气顺痰下，病斯已矣。

《和剂》四七汤　治喜怒忧思悲恐惊之气，结成痰涎，状如破絮，或如梅核，在咽喉之间，咯不出，咽不下，此七情所为也。中脘痞闷，气不舒快，或痰饮呕逆恶心，并皆治之。

半夏制，二钱　茯苓一钱六分　紫苏叶八分　厚朴姜制，一钱二分

水一盏，生姜七片，红枣二枚，煎至八分，不拘时服。

丁沉透膈汤《和剂》　治脾胃不和，痰逆恶心，或时呕吐，饮食不进，十膈五噎，痞塞不通，并皆治之。

人参　砂仁　香附各一两　青皮　木香　肉豆蔻　白豆蔻丁香各半两　陈皮　藿香　沉香　厚朴各七钱五分　草果　半夏神曲各二钱半　甘草一两五钱　麦芽五钱　白术二两

每服四钱，水一盏，姜三片，枣一枚，不拘时热服。

涤痰丸

半夏曲　枯矾　皂角炙，刮去皮弦子　元明粉　白茯苓　枳壳各等分

上为末，霞天膏如丸，量人虚实用之。

血膈

丹溪①治一少年，食后必吐出数口，却不尽出，膈上时作声，面色如平人。病不在脾胃，

而在膈间。其得病之由，乃因大怒未止，辄食面，故有

---

① 丹溪：即朱丹溪。名震亨，元代医家，滋阴派创始人，著有《格致余论》《局方发挥》等。

此证。想其怒甚则血菀于上，积在膈间，碍气升降，津液因聚，为痰为饮，与血相搏而动，故作声也。用二陈加香附、韭汁、萝卜子二日，以瓜蒂散、败酱吐之；再一日又吐，痰中见血一盏；次日复吐，见血一钟而愈。

一中年人，中脘作痛，食已乃吐，面紫霜色，两关脉涩，乃血病也。因跌仆后，中脘即痛，投以生新血推陈血之剂，吐血片碗许而愈。

一中年妇人反胃，以四物加带白陈皮、留尖去皮桃仁、生甘草、酒红花，浓煎，入驴尿，以防生虫，与数十帖而安。

一人咽膈间，常觉有物闭闷，饮食妨碍，脉涩稍沉，形色如常，以饮热酒所致。遂用生姜①汁，每服半盏，日三服，至二斤而愈。

一人食必屈曲下膈，梗涩微痛，脉右甚涩而关沉，左却和，此污血在胃脘之口，气因郁而为痰，必食物所致。询其去腊，日饮刮②剁酒三盏，遂以生韭汁冷饮细呷之，尽半斤而愈。

一贫叟病噎膈，食入即吐，胸中刺痛，或令取韭汁入盐梅卤汁少许细呷，得入渐加，忽吐稠涎数升而愈。此亦仲景治胸痹用薤白，取其辛温能散胃脘痰涎恶血之义也。愚谓此不独辛温散结之义，盖亦咸能润下，而酸味最能开膈胃，止呕吐，品味不杂而意旨周密，殊可取也。

一妇年及五十，身材略瘦小，勤于女工，得噎膈证半年矣。饮食绝不进，而大便燥结不行者十数日，小腹隐隐然疼

---

① 姜：文瑞楼本作"韭"，疑误。
② 刮（diàn 店）：点。

痛，六脉皆沉伏。以生桃仁七个，令细嚼，杵生韭汁一盏送下。片时许，病者云：胸中略作宽舒。以四物六钱，加瓜蒌仁一钱，桃仁泥半钱，酒蒸大黄一钱，酒红花一分，煎成上药一盏，取新温羊乳汁一盏，合而服之。半日后下宿粪若干，明日腹中痛止，渐可进稀粥而少安。后以四物出入加减，合羊乳汁服五六十帖而安。

江应宿治一老妇年近七旬，患噎膈，胃脘干燥，属血虚有热，投五汁汤，二十余日而愈。其方芦根汁、藕汁、甘蔗汁、牛羊乳、生姜汁少许，余各半盏，重汤煮温，不拘时徐徐服。

滋血润肠汤 治血枯及死血在膈，饮食不下，大便燥结。

当归_{酒洗，三钱} 芍药_煨 生地黄_{各一钱半} 红花_{酒洗} 桃仁_{去皮尖，炒} 大黄_{酒煨} 枳壳_{麸炒，各一钱}

当归酒洗，三钱　芍药煨　生地黄各一钱半　红花酒洗　桃仁去皮尖，炒　大黄酒煨　枳壳麸炒，各一钱

水一钟半，煎七分，入韭菜汁半酒盏，食前服。

秦川剪红丸《良方》

雄黄另研　木香各五钱　槟榔　三棱煨　蓬术煨　贯众去毛　干漆炒烟尽　陈皮各一两　大黄一两半

上面和丸梧子大，每五十丸，食前米饮送下，吐出瘀血，及下虫为效。

气膈

气膈病，使人烦懑食不下，时呕沫。淳于意①作下气汤治此疾，一日气下，二日能食，三日愈。然下气汤方不传。

----

① 淳于意：汉代医家。

一村夫因食新笋羹，咽纳间忽为一噎，延及一年，百药不效。王中阳①乃以荜茇、麦芽、炒青皮去穰、人参、苦桔梗、柴胡、白蔻、南木香、高良姜、半夏曲共为末，每服一钱，水煎热服。次日病家报云：病者昨已痛极，自己津唾亦咽不下，服药幸纳之。胸中沸然作声，觉有生意，敢求前剂。况数日不食，特游气未尽，拟待就木，今得此药，可谓还魂散也。王遂令其捣碎米煮粥，将熟，即入药再煎一沸，令啜之，一吸而尽，连服数剂，得回生。因名曰还魂散。后②以之治七情致病，吐逆不定，面黑目黄，日渐瘦损，传为噎证者多验，但忌油腻、鱼腥、黏滑等物。

《永类钤方》治噎膈不食。

黄犬干饿数日，用生粟或米干饲之，俟其下粪，淘洗米粟令净，煮粥入薤白一握，泡熟去薤，入沉香末二钱，食之。

救急疗气噎方

半夏　柴胡各三两　生姜三两　羚羊角　犀角　桔梗　昆布　通草　炙甘草各二两

水八升，煮三升，分三服。

疗因食即噎塞，如炙脔在膈不下方。

射干六分　升麻四分　桔梗四分　木通一钱　赤苓八分　百合八分　紫菀头，二十一枚

水二大升，煎九合，去渣，分温三服，食远。

---

① 王中阳：即王珪。号中阳，元代隐士医家，被尊称为王隐君，撰有《泰定养生主论》。

② 后：医学大成本作"食"。

虫膈

张文仲①《备急方》，言幼年患反胃，每食羹粥诸物，须臾吐出。贞观中许奉御兄弟及柴、蒋诸名医奉敕调治，竟不能疗。渐疲困，候绝旦夕。忽一卫士云：服驴小便极效。遂服二合，后食只吐一半；晡时再服二合，食粥便定，次日奏知，宫中五六人患反胃者同服，一时俱瘥。此物稍有毒，服之不可过多，须热饮之。病深者七日当效。后用屡验。

《广五行记》，永徽中绛州有僧，病噎数年，临死遗言，令破喉视之，得一物，似鱼而有两头，遍体悉是肉鳞，致钵中，跳跃不止。以诸味投钵悉为水。时寺中刈②蓝作靛，试取少许置钵中，虫绕钵畏避，须臾虫化为水，后人以靛治噎疾，每效。

治梅核膈气方。

取半青半黄梅子，每个用盐一两，淹一日夜，晒干，又浸又晒，至水尽乃止。用青线三个，夹二梅，麻线缚定，通装瓷罐内，封埋地下，百日取出。每用一梅含之，咽汁入喉即消。收一年者治一人，收二年者治二人，其妙绝伦。

昆布丸 治五噎，咽喉妨塞，食饮不下。

昆布洗 麦门冬 天门冬并去心，焙 诃黎勒去核，各一两五钱 木通 川大黄微炒 川朴硝 郁李仁汤浸去皮，微炒 桂心 百合各一两 羚羊角屑 杏仁去皮尖，麸炒黄 苏子微炒 射干各五钱 柴胡去芦 陈皮去白 槟榔各二钱半

---

① 张文仲：唐代医家，撰有《随身备急方》《法象论》。
② 刈（yì意）：割。

上为细末，炼蜜和捣三百杵，丸如梧子大，每服三十丸，不拘时热酒送下，夜饭后用绵裹弹子大一丸嚼化。

杂疗方

《普济方》云：反胃吐食，药物不下，结肠三五日至七八日，大便不通，如此者必死。昔金州周禅师，得正胃散方于异人，十痊八九。君子收之，可济人命。用白水牛喉一条，去两头节，并筋膜脂肉，及如阿胶黑片，临时旋炙，用米醋一盏浸之，微火炙干，淬之，再炙再淬，醋尽为度。研末，厚纸包收。或遇阴湿时，微火烘之，再收。遇此疾，每服一钱，食前陈米饮调下，轻者一服立效。

《集验》疗反胃，朝食暮吐，暮食朝吐方。

羊肉

去脂膜作脯，以好蒜齑空腹任意食之，立见效验。

《圣济总录》治咽喉妨碍，如有物吞吐不利方。

杵头糠　人参各一钱　石莲肉炒，二钱

水煎服，日三次。

生生子①云：噎膈反胃，乃是三病，古今未有剖析其义者。夫饮食入于噎间，不能下噎，随即吐出，自噎而转，故曰噎。膈是膈膜之膈，非隔截之谓也。饮食下噎，至于膈间，不能下膈，乃徐吐出，自膈而转，故时膈。反胃是饮食已入胃中，不能运化，而下脘又燥结不通，朝食暮吐，暮食朝吐，自胃中倒出，故曰反胃也。均一吐病，有上中下之分。洁古老人论曰：上焦吐者主于气，中焦吐者主于积，下焦吐者主于寒。

---

① 生生子：即孙一奎。号生生子，明代医家，撰有《赤水玄珠》等。

～ 虚 劳 ～

虚劳统论

虚劳，一曰虚损。盖积劳成虚，积虚成弱，积弱成损也。虚者，空虚之谓。损者，破散之谓。虚犹可补，损则罕有复完者矣。

古有五劳、五蒸、六极、七伤之名，而不一其说。然五劳者主五脏，心劳、肝劳、脾劳、肺劳、肾劳是也。五蒸者，主躯体，肤蒸、肉蒸、脉蒸、筋蒸、骨蒸是也。六极者，气极、血极、筋极、肌极、精极、骨极，合内外兼阴阳者也。七伤者，大饱伤脾，大怒气逆伤肝，极力举重，久坐湿地伤肾，形寒饮冷伤肺，忧愁思虑伤心，大恐惧不节伤志，风雨寒暑伤形，合形脏神而言者也。外此所谓志劳、忧劳、瘦劳、思劳及阴寒、阴痿、里急、精速等证，为七伤者，皆非也。

损证有自上至下者，有自下至上者，而皆以中气为主。故《难经》一损损于肺，皮聚而毛落；二损损于心，血脉虚弱，不能荣于脏腑，妇人则月水不通；三损损于胃，饮食不为肌肤。此自上而下者也。一损损于肾，骨痿不能起于床；二损损于肝，筋缓不能自收持；三损损于脾，饮食不能消克。此自下而上者也。《机要》云：虚损之疾，寒热因虚而感也。感寒则损阳，故损自上而下，治之宜以辛甘淡，过于胃则不可治也。感热则损阴，故损自下而上，治之宜以苦酸咸，过于脾则不可治也。夫脾胃居中而运水谷，脾胃气盛，四脏虽虚，犹能溉之。不然则四脏俱失其养矣，得不殆乎。故曰：
过于脾胃者不治。

治损之法，莫善于《难经》，谓损其肺者益其气；损其
心者调其荣卫；损其脾者调其饮食，适其寒温；损其肝者缓
其中；损其肾者益其精。盖肺主气，益之使充也；心主血，
而营卫者血之源，和之使无偏也；脾运水谷而主肌肉，调之
适之，毋困其内，亦无伤其外也；肝苦急，缓之使疏达也；
肾主精，益之使不匮也。后人不辨损在何脏，概与养阴清火，
术亦疏矣。

陈藏器①诸虚用药凡例，本出《千金》，此在初学，殊足
以为准则。若夫得心应手，神明变化，端不在此区区形迹
间也。

虚劳营卫不足

虚劳营卫不足者，脉极虚芤迟，短气里急，四肢酸疼，
腹中痛，或悸或衄，或手足烦热，咽干口燥，宜甘酸辛药调
之。甘以缓急，酸以养阴，辛以养阳也。

小建中汤

白芍六两　甘草　桂枝　生姜各三两　大枣十二枚　胶饴一升
虚甚者，加黄芪一两半。

上六味，以水七升，煮取三升，去滓，内胶饴，更上微
火消解，温服一升，日三服。深师②治虚劳腹满，食少泄泻
者，无胶饴，有人参二两，半夏一升。

---

① 陈藏器：唐代中药学家，撰有《本草拾遗》。
② 深师：南北朝时宋齐间医家，撰有《深师方》。

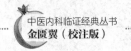

《必效方》治虚劳失精，加龙骨、白蔹各一两。

《古今录验》治虚劳里急，小腹急痛，气引胸胁，或心痛短气，以干姜代生姜，加当归四两。

经云：肝生于左，肺藏于右，心位在上，肾处在下，脾居四脏之中，生育营卫，通行津液。一有不调，则失所育所行矣。必以此汤温健中脏，故名建中。中脏者，脾胃也。脾欲缓，食甘以缓之，故以饴糖为君，甘草为臣。桂枝辛热，散也润也，营卫不足，润而散之；芍药酸寒，收也泄也，津液不足，收而行之，故以芍桂为佐。生姜辛热，大枣甘温，胃者卫之源，脾者营之本，卫不足，益之必以辛，营不足，补之必以甘，甘辛相合，脾胃健而营卫通，故以姜枣为使也。

大建中汤　治内虚，里结少气，手足厥冷，小腹挛急，或腹满弦急，不能食，起即微汗阴缩，或腹中寒痛，或唇口干，精自出，或手足乍寒乍热而烦冤，酸疼不能久立，多梦失精。

黄芪　当归　桂心　芍药各二钱　人参　甘草各一钱　半夏　黑附子炮，各二钱半

每服五钱，水二盏，姜三片，枣二枚，煎一盏，去滓，食前温服。

本方加白术、苁蓉、麦冬、川芎、熟地、茯苓，名十四味建中汤，皆补益营卫之剂也。

炙甘草汤　治虚劳不足，汗出而闷，脉结悸，行动如常，不出百日，危急者，十一日死。

炙甘草四两　桂枝　生姜各三两　麦冬去心　麻仁各半升　人参　阿胶各二两　大枣三十枚　生地黄一斤

上九味，以酒七升，水八升，先煮八味，取三升，去滓，

内胶消尽，温服一升，日三服。

朱雀汤 治劳伤心气，变生诸疾。

雄雀一只，取肉炙 赤小豆一合 人参 赤苓 紫石英 小麦 大枣肉各一两 紫菀 远志 丹参各半两 炙甘草二钱半

上细剉拌匀，每服三钱，用水一盏，煎六分，去滓，食远温服。《奇效方》

肺劳

肺劳者，呼吸少气，咳嗽喘急，嗌干气极，则皮毛焦干，津枯力乏，腹胀喘鸣。由预事而忧，或风邪久住而成，宜分邪正冷热而治之。

紫菀汤 治气极，皮毛焦枯，四肢无力，喘急短气不足以息。

紫菀茸洗 干姜炮 黄芪 人参 五味子 钟乳粉 杏仁麸炒，去皮 甘草炙，各等分

上㕮咀，每服四钱，水一盏，姜三片，枣一枚，煎服无时。

葛可久①保和汤 治风寒久嗽成劳，及肺燥成痿者，服之决效。

知母 贝母 天冬 麦冬 款冬各三钱 花粉 薏仁 杏仁炒，去皮尖，各二钱 粉草炙 紫菀 五味子 马兜铃 百合桔梗各一钱 阿胶 生地黄 当归 紫苏 薄荷各五分 生姜三片

上水煎，入饴糖一匙服，三日三服，食后进。

一方无地黄，有百部。若血盛，加蒲黄、茜根、藕节、

---

① 葛可久：元代医家，撰有《十药神书》。

大蓟、茅花根；痰盛，加①半夏、橘红、茯苓、炒枳实②、瓜蒌；喘甚，加桑白皮、陈皮、葶苈子、苏子；热盛，加炒黑山栀③、黄连、黄芩、连翘；风热，加防风、金沸草、甘菊花；寒甚，加桂枝、五味子。腊月加干姜。

心劳

心劳者，恍惚惊悸，少颜色。热则烦心，口干，溺涩；寒则内栗，梦多，恐怖。由曲运神机而成。热则清之，寒则温之，养血安神则一也。

远志饮子　治心劳虚寒，梦寐惊悸。

远志去心　茯神去木　肉桂　人参　枣仁炒　黄芪　当归各一两　甘草炙，半两

上㕮咀，每服四钱，水一盏，姜五片，煎服无时。

麦门冬汤　治心劳虚热，唇口赤，烦渴溺涩。

麦门冬去心　远志甘草煮，去心　人参　黄芩　生地黄　茯神　石膏煅，各一两　甘草炙，半两

煎服法同前。

肾劳

肾劳之证，面黑足冷，耳聋，膝软，腰痛，少腹拘急，小便不利，八味肾气丸主之。此为肾脏不足，内生寒冷。王

---

① 加：赵本作"如"，据医学大成本、文瑞楼本改。
② 炒枳实：赵本、文瑞楼本为"枳实炒"。
③ 炒黑山栀：赵本、文瑞楼本为"山栀炒黑"。

太仆①所谓肾虚则寒动于中也。

八味肾气丸方

熟地黄_{八两}　黄肉　山药_{各四两}　牡丹皮　建泽泻　白茯苓_{各三两}　附子_制　肉桂_{各一两}

上为末，炼蜜丸如桐子大，每服七八十丸，空心滚汤下。

本方加五味子、鹿茸，名十补丸。本方去附子，加五味子二两，名加减八味丸。

薯蓣丸　补丈夫一切病，不能具述方。

薯蓣　枸杞子　续断　茯苓　牛膝　菟丝子　巴戟　杜仲_{各一两}　苁蓉_{二两}　五味子　山萸肉　蛇床子_{各一两}

上为散，酒调方寸匕，日三夜二，禁醋蒜。

治肾劳精败面黑方。

肉苁蓉四两，水煮令烂，薄细切研，精羊肉分为四度，下五味以米煮粥，空心食。《圣济总录》

许学士《本事方》，唐郑相国②云：予为南海节度使，时年七十有五，粤地卑湿，伤于内外，众疾俱作，阳气衰绝。乳石补益之药，一切不应。元和七年，有诃陵国舶主献此方，经七八日而觉应验，自尔常服，其功神验。十年二月，罢郡归京，录方传之。其方用破故纸十两，拣洗为末，用胡桃肉去皮十二两③，研如泥，即入前药末，更以好炼蜜和匀如饴，盛瓷器中，且④日以温酒化药一匙服之。不饮酒，温热水化

---

①　王太仆：即王冰。曾官太仆令，后人称其为王太仆。唐代医家，注释《黄帝内经》。

②　郑相国：唐代官吏郑姻。

③　十二两：文瑞楼本作"二十两"。

④　且：赵本作"旦"，据医学大成本、文瑞楼本改。

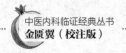
下。弥久则延年益气，悦心明目，补益筋骨，但禁食芸苔、羊血。蕃人呼为补骨脂丸。

脾劳

脾劳之证，食不化，心腹痞满，呕吐吞酸，面色萎黄。甚者心腹常痛，大便泄利，手足逆冷，骨节酸疼，日渐消瘦，由脾胃久积风冷之气所致，亦名冷劳。木香猪肚丸主之。

木香猪肚丸

木香　附子　郁李仁　干姜　陈皮　麦冬各一两　肉豆蔻一两　熟艾　鳖甲　柴胡　神曲各二两　厚朴姜水炒，三两　钟乳粉　桂心各五钱

共末，用雄猪肚一具，去脂膜切细，入好米醋三升，煮烂研细，入末捣和丸梧子大，空心温酒米饮任下二十丸。

《千金》治虚补劳方。

羊肚一具，切　白术一升

上二味，以水二斗，煮取六升，每服二升，日三。

又方

猪肚一具　人参五两　蜀椒　干姜各二两半　葱白七两　白粱米半升

上六味，㕮咀，诸药令相得，和米内肚中，缝合勿令泄气，取四斗半水，缓水煮烂，空腹食之，大佳，兼下少饭。

《济生》白术汤　治脾劳虚寒，呕吐不食，腹痛泄泻，胸满善噫。

人参　白术　草果　肉豆蔻面裹煨熟　厚朴　陈皮　木香　麦芽各一两　炙草半两

每服四钱，水一盏，姜五片，枣一枚，煎服无时。

风劳

风劳之证，肌骨蒸热，寒热往来，痰嗽盗汗，黄瘦毛焦，口臭，或成痾利，由风邪淹滞经络，瘀郁而然。其病多着于肝，亦名肝劳。

《宝鉴》秦艽鳖甲散

鳖甲一两，醋炙　柴胡　地骨皮　秦艽　知母　当归各半两

上为粗末，每服半两，水一盏，入乌梅一枚，青蒿五叶，同煎至七分，去滓温服，临卧空心各一服。如嗽多，可加阿胶、麦冬、五味。《元戎》有桃、柳枝各七个，姜三片，为柴胡鳖甲散，大便硬者服之。大便溏者，半气半血，服逍遥散。《元珠》云：体虚之人，最易感于邪气，当先和解，微汗微利之，从其性而治之，次则调之。医者不知邪气加于身而未除，便行补剂，邪气得补，遂入经络，往往至死，不可不知也。

柴胡饮子太无

人参　黄芩　炙草　大黄　芍药　柴胡　当归各半两

每服四钱，水姜煎，温服。

麦煎散　治少男室女，骨蒸黄瘦，盗汗肌热，口臭，妇人血风，攻疰四肢。方见发热门。

《良方》团鱼丸　治骨蒸劳嗽累效。

贝母　前胡　知母　杏仁各一两　柴胡半两

用团鱼二个，同煮熟，取肉连汁食之。将药焙干为末，再以团鱼骨甲，煮汁一盏，和药丸梧子大，每服二三十丸。煎黄芪六一汤，空心送下。病既安，仍服黄芪六一汤方调理。

《广济》疗骨蒸肺热，每至日晚，即恶寒壮热，颊色微

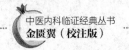

赤，不能下食，日渐羸瘦方。

生地黄三两，切　葱白一把　香豉二两　炙甘草五钱　童子小便二升

上五味，以地黄等，于小便中浸一宿，平晨煎两沸，绞去滓，澄取一升二合，分温二服，相去如人行七八里，服一剂，瘥止。

《直指》全鳖丸　此与《良方》团鱼丸治同。

知母　贝母　杏仁浸去皮，各三两　柴胡二两　川芎一两　当归　明阿胶炒酥，各半两

上粗截，入厚瓷器中，用中等活鳖一个，生宰去头，以鳖肉并血并药，用醇酒五升，同浸一宿，密纸封，次早慢火同煮香熟，令病者随意食之。只留鳖甲，并骨并药，焙干为末，以浸药酒汁调米粉为糊，丸桐子大，每七十丸，米饮下。

伤寒余热未尽，或失于调摄，致咳嗽寒热，吐血衄血，缠绵日久，状如劳瘵。此皆元气虚，邪气留着，例用养气生血药，兼小柴胡、青蒿、鳖甲，或前胡、犀角、石膏等，随证加减，无有不愈者。切不可纯用补剂，亦不可误认虚损劳怯，轻用杜仲、熟地、山萸等温补之药也。

热劳

热劳者，因虚生热，因热而转虚也。其证心神烦躁，面赤唇焦，身热气短，或口舌生疮是也。《明医杂著》云：人之一身，阳常有余，阴常不足。况节欲者少，过欲者多，精血既亏，相火必旺，火旺则阴愈消，而劳瘵咳嗽，咯血吐血等证见矣。故宜常补其阴，使阴与阳齐，则水能制火，而水升火降，斯无病矣。

补阴丸方

黄柏去皮，酒炒褐色　知母去皮毛，酒炒　龟板酥炙透，各三两
杞子　锁阳酥炙干　白芍酒炒　天冬去心，各二两　熟地酒蒸，五两
五味一两　干姜炒紫色，三钱，冬用五钱

上为末，入炼蜜及猪脊髓三条，和匀杵丸桐子大，每服
八九十丸，空心淡盐汤送下。寒月可用温酒下。丹溪原方，
有陈皮、牛膝、当归、虎骨、无杞子、天冬、五味、干姜，
用酒煮羊肉为丸。

琼玉膏　治虚劳干咳①。

生地黄四斤　茯苓十二两　人参六两　白蜜一斤

上先将生地黄熬汁去滓，入蜜炼稠，再将参苓细末和
入瓷罐封，水煮半日，白汤化服。臞仙②加琥珀、沉香各
五钱。

> **按：**虚劳之人，气血多有郁聚之处，故虽形衰气
> 少③，而胁下迫塞，不得左右卧者，虚中有实也。臞仙
> 于滋补之中，寓通行之意，如张僧繇④画龙，一经点睛，
> 通体皆灵，而用之者，往往获效，是岂徒参、地、苓、
> 蜜之力哉。

大造丸

紫河车一具，米泔水洗净，少加酒蒸极烂，以山药末捣和焙干　败龟

---

① 治虚劳干咳：赵本、医学大成本无，据文瑞楼本补。
② 臞（qú 瞿）仙：借称身体清瘦而精神矍铄的老人。
③ 少：医学大成本为"弱"。
④ 张僧繇：南北朝时期梁代著名画家。

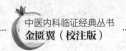
板_{酥炙，一两半}① 天冬 麦冬_{各一两二钱} 熟地_{二两半} 夏加五味
_{七钱}

上除熟地另杵外，共为末，用酒煮米糊，同熟地捣膏丸
桐子大，或蜜丸亦可，每服八九十丸，空心临卧盐汤下，冬
月酒下。妇人去龟板，加当归二两。

大补天丸 治男妇虚损劳伤，形体羸瘦，腰痛疼痛，遗
精带浊。

紫河车_{初胎者一具，米泔浸净，入小砂罐内，加水一碗，煮沸候冷取起}
_{放竹篮中，四围用纸糊密烘干为末} 知母_{乳炒} 龟板_{酥炙，各三两} 黄
柏_{蜜炙，三两} 熟地_{五两，捣} 肉苁蓉 牛膝 麦冬 山药_炒
虎胫骨_{酥炙} 黄芪_{蜜炙} 茯神_{各一两半} 杜仲 何首乌 人参
白芍_{各一两} 枸杞_{二两} 生地_{酒洗} 天冬 当归 北五味_{各一两}

冬加干姜半两，炒焦。上为细末，用猪脊髓三条蒸熟，
加炼蜜和捣为丸，桐子大，每服八十丸，空心淡盐汤下，冬
月酒下。

治骨蒸便溏口渴方。

青蒿 乌梅 秦艽 甘草 小麦

水煎服。

草还丹 治阴虚骨蒸。

青蒿_{一斗五升} 童便_{三斗}

文武火煎，约童便减至二斗，去青蒿，再煎至一升，入
猪胆七个，再熬数沸，用甘草末，收和为丸，梧子大，每服
五十丸。

---

① 半：医学大成本、文瑞楼本无。

又方

鲜地骨皮三钱　红枣七枚

煎汤代茶，日一剂。治骨蒸神效。若治童劳，加燕窝一钱。鹤年

黄芪鳖甲煎　治虚劳客热，肌肉消瘦，四肢倦怠，五心烦热，口燥咽干，颊赤心忪，日晡潮热，夜有盗汗，胸胁不利，减食多浊，咳唾稠黏，时有脓血。

黄芪　知母　桑白皮　炙甘草　赤芍药　紫菀各五钱半　地骨皮　秦艽　白茯苓　生地　柴胡各六钱六分　肉桂　人参　苦桔梗各三钱三分　鳖甲酥炙　天冬各一两　半夏五钱

上为粗末，每服三钱，水一盏，煎至七分，去滓，食后温服。一名人参黄芪散。

干血劳

干血，血瘀而干也。瘀则生热，内伤肝肺，发热咳嗽，日以益甚，不已则成劳。《金匮》所谓经络营卫气伤，内有干血，肌肤甲错，两目黯黑者是也。

大黄䗪虫丸

大黄二两五钱　黄芩二两　甘草三两　桃仁　杏仁　虻虫　䗪虫　蛴螬各一升　芍药　干地黄　干漆一两　水蛭百枚

上为末，蜜丸小豆大，酒服五丸，日三服。

王念西[1]云：虚劳发热，未有不由瘀血者，而瘀血未有不由内伤者。人之起居饮食，一有失节，便能成伤。瘀积之血，牢不可拔，新生之血，不得周灌，与日俱积，其人尚有

---

① 王念西：明代医家。

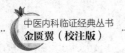

生理乎。仲景施活人手眼，以润剂濡干血，以蠕动唼血之物行死血，死血既去，病根以铲，而后可以从事于滋补矣。陈大夫百劳丸，可与此互用。

喻嘉言[①]曰：此世俗所称干血劳之良治。血结在内，手足脉必相失，宜服此方。然必兼大补剂琼玉膏之类服之。

按：相失者，不相得也。血结脉不通使然。

陈大夫百劳丸　治一切劳瘵积滞，疾不经药坏者宜服。

锦纹大黄去皮及黑心，四钱　乳香　没药　当归各一钱　人参二钱　桃仁去皮尖，另研如泥　虻虫　水蛭各十四枚，炒

上为极细末，炼蜜丸桐子大，都作一服，可百丸，五更用百劳水下，取恶物为度，服白粥十日。

按：都作一服，服当作剂。剂，量也。量病之轻重而制其大小也。云取恶物为度，则非一服令尽可知。

传尸劳

张鸡峰[②]云：传尸劳者，缘尸疰，及挟邪精鬼气而成者也。大概寒热淋露，沉沉默默，不的知其所苦，而无处不恶，积年累月，渐就委顿，即死之后，又复传易他人者是也。兹

---

① 喻嘉言：即喻昌。字嘉言，明末清初医家，撰有《寓意草》《医门法律》等。
② 张鸡峰：即张锐。宋代医家，撰有《鸡峰普济方》。

须以通神明，去恶气诸药治之。

《百一选方》治传尸劳。

天灵盖三钱，酥炙黄为末，秤　鳖甲极大者，醋炙黄为末，秤一两，九肋者更妙　桃仁二钱五分，去皮尖，研　青蛇脑小豆许，酥炙色转为度，无蛇脑亦得　虎粪内骨　安息香半两以上，为末，绢筛筛过　槟榔二钱半，别为细末　麝香一钱，别研　青蒿取近梢三四寸，细剉，六两　豉三百粒　枫叶二十一片　葱根二十一个，拍破　童便半升　桃柳李桑东引枝各七茎，长七寸，如箸头大，细剉

上先将青蒿、桃李柳桑枝、枫叶、葱、豉，以官升量水三升，煎至半升，去滓，入安息香、天灵盖、虎粪内骨、鳖甲、桃仁、童便同煎取汁，去滓，有四五合，将槟榔、麝香同研匀，调作一服，早晨温服，以被覆出汗。恐汗内有细虫，以帛拭之，即焚此帛。相次须泻，必有虫下，如未死，以大火焚之，并弃长流水内，所用药，切不可令病人知之，日后亦然，十来日后，气体复原，再进一服。

獭肝散

獭肝一具，阴干杵末，饮服方寸匕，日三，未愈再服。《肘后》云：此方甚效。

《宝鉴》**紫河车丸**　治传尸劳，服三月必平复，其余劳症，须数服神效。

紫河车一具，用米泔水浸一宿，洗净，焙干　鳖甲酥炙　桔梗去芦胡黄连　芍药　大黄　败鼓皮心醋炙　贝母去心　龙胆草　黄药子　知母各二钱半　芒硝　犀角　蓬术各一钱半　朱砂研，二钱

上为细末，炼蜜丸如梧子大，朱砂为衣，食前温酒服二十丸，如膈热，食后服，重病不过一料。

发 热

发热统论

有表而热者，谓之表热。无表而热者，谓之里热。故苦以治五脏，五脏属阴而居于内，辛者以治六腑，六腑属阳而居于外，故曰内者下之，外者发之。

饮食劳倦，为内伤元气。元气伤，则真阳下陷，内生虚热。故东垣发补中益气之论，用人参、黄芪等甘温之药，大补其气而提其下陷，此用气药以补气之不足者也。劳心好色，内伤真阴。阴血既伤，则阳气偏胜，而变为火矣，此谓阴虚火旺劳瘵之症。故丹溪发阳有余阴不足之论，用四物加黄柏、知母，补其阴而火自降，此用血药以补血之不足者也。益气补阴，皆内伤症也。一则因阳气之下陷而升提之，一则因阴火之上升而滋降之，一升一降，迥然不同矣。节斋①

平旦发热，热在行阳之分，肺气主之，故用白虎汤，以泻气中之火。日晡潮热，热在行阴之分，肾气主之，故用地骨皮散，以泻血中之火。白虎汤治脉洪，故抑之，使秋气得以下降也。地骨皮散治脉弦，故举之，使春气得以上升也。

治热之法有五：一曰和，二曰取，三曰从，四曰折，五曰夺。假令小热之病，当以凉药和之。和之不已，次用取，

---

① 节斋：即王纶。号节斋，明代官吏兼医家，撰有《明医杂著》。

为热势稍大，当以寒药取之。取之不已，次用从，为热势既甚，当以温药从之。谓药气温也，味随所为。或以寒因热用，味通所用；或寒以温用，或以汗发之。不已，又用折，为病势极甚，当以逆制之。制之不已，当以下夺之。下夺之不已，又用属，为求其属以衰之。缘热深陷在骨髓，无法可出，针药所不能及，故求属以衰之。求属之法，是同声相应，同气相求之道也。如或又不已，当广求其法而治之。譬如孙子之用兵，在山谷，则塞渊泉；在水陆，则把渡口；在平川广野，当清野千里。塞渊泉者，刺俞穴；把渡口者，夺病发时前；清野千里，如肌羸瘦弱，当广服大药以养正。

劳倦发热

劳倦发热者，积劳成倦，阳气下陷，则虚热内生也。其症身热心烦，头痛恶寒，懒言恶食，脉洪大而空，状类伤寒，切戒汗下，但服补中益气汤一二服，得微汗则已。非正发汗，乃阴阳气和，自然汗出也。

补中益气汤

黄芪_{蜜炙，钱半}　人参　炙甘草_{一钱}　白术_{土炒}　陈皮　当归_{各五分}　升麻　柴胡_{各三分}

上加姜三片，枣三枚，水煎。本方加芍药、五味，名调中益气汤。

火郁发热

火郁者，阳气为外寒所遏，不得宣行，郁而成火，或因胃中过食冷物，郁遏阳气于脾土之中，令人心烦，手足心热，骨髓中热如火燎，此为郁热。经云：火郁则发之。

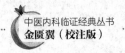
东垣火郁汤

升麻　葛根　白芍药　柴胡根各一两　防风　炙草各五钱

上㕮咀，每服三四钱，水二大盏，入连须葱白三寸煎，去滓，稍热服。

血虚发热

血虚发热，亦从劳倦得之。东垣云：饥困劳役之后，肌热烦躁，困渴引饮，目赤面红，昼夜不息，其脉大而虚，按之无力。经云：脉虚则血虚，血虚则发热，症象白虎，惟脉不长实为辨也。误服白虎，旬日必变。

当归补血汤

黄芪一两　当归二钱　生地黄五钱　生草一钱

上作一服，水煎，温服，食前。

阳浮发热

阳气虚浮，其端有二。或脾胃气虚，阳浮于外，其症上见呕恶，下为溏泄，其脉大而不实，身虽大热，切忌寒凉，宜甘辛温药温其中，使土厚则火自敛也。或肾虚火不归经，游行于外，其症烦渴引饮，面赤，舌刺唇黑，足心如烙，或冷如冰，其脉洪大无伦，按之微弱，宜八味肾气丸之属，导火下行也。

理中汤

八味肾气丸方见虚劳门

王肯堂①云：相火寄于命门。命门者，男子以藏精，女子以系胞，因嗜欲竭之，火无所附，故厥而上行，桂附与火

---

① 王肯堂：明代医家，撰有《证治准绳》等。

同气，而其味辛，能开腠理，致津液，通气道，据其窟宅而招之，同气相求，火必降下矣。且火从肾出者，是水中之火也。火可以水折，而水中之火，不可以水折，故巴蜀有火井焉，得水则炽，得火则熄，则桂附者，固治浮游相火正剂欤。

痰积发热

积痰发热者，其脉弦滑，其证胸膈痞塞，背心疼痛。《活人书》所谓中脘有痰，令人憎寒发热，状类伤寒，但头不痛，项不强为异。

瘀血作热

瘀血发热者，其脉涩，其人但漱水而不欲咽，两脚必厥冷，少腹必结急，是不可以寒治，不可以辛散，但通其血，则发热自止。

当归承气汤

当归　大黄各四钱　芒硝　甘草各二钱

上㕮咀，入姜煎。一方无芒硝，有芍药，名清凉饮子。

骨蒸热

骨蒸热者，热伏于内，而气蒸于外也。其症肌热盗汗，黄瘦口臭，久而不愈，此骨蒸[①]伏热，营卫不通之所致也，少男室女，多有此证。

麦煎散 方见虚劳门

柴胡梅连散　治骨蒸劳热，久而不愈，三服除根，其效如神。

---

① 蒸：文瑞楼本为"髓"。

柴胡　人参　黄芩　甘草　胡黄连　当归　芍药各半两

上为末，每服三钱，童便一盏，乌梅一个，猪胆五匙，猪脊髓一条，韭根半钱，水一钟，同煎至七分，去滓，温服无时。原方有前胡，无人参、黄芩、甘草、当归、芍药，余盖从柴胡饮子增入，以备补虚泄热之用。去前胡者，不欲重散也。

食积酒毒发热

食积者，当暮发热，恶闻食臭，时时嗳腐，其脉滑或实，《活人》所谓伤食令人头痛，脉数发热，但左手人迎脉平和，身不疼是也。酒毒者，脉数溺赤。经云：酒气与谷气相搏，热盛于中，故热遍于身，内热而溺赤是也。

加味越鞠丸

苍术　神曲　香附　黑山栀　抚芎　针砂　山楂

上为末，糊丸桐子大，温服无时①。

酒煮黄连丸

黄连八两，用酒二升②，入瓦罐内，重汤煮烂，取出晒干为末，滴水丸桐子大，每五十丸，食前温水下。

分治脏腑上下血气诸热

钱氏泻青丸　治肝热。

当归焙　龙胆草　川芎　山栀　羌活　防风　大黄

上为末，蜜丸鸡头子大，每服一丸。一方弹子大，竹叶

---

① 桐子大，温服无时：赵本、文瑞楼本无，据医学大成本补。
② 升：赵本、医学大成本作"斗"，据文瑞楼本改。

汤化下一丸。

龙荟丸 治肝脏积热。

当归_焙 龙胆草 栀子 黄连 黄柏 黄芩_{各一两} 大黄 芦荟 青黛_{各半两} 木香_{二钱半} 麝香_{五分，别研}

上为末，炼蜜丸如小豆大。小儿如麻子大，每二十丸，生姜汤下。

《外台》麦门冬饮 疗心劳不止，口赤干燥，心闷，肉毛焦色。

生麦冬_{一升，去心} 陈粟米_{一升} 鸡子白_{二七枚} 淡竹叶_{三升，切}

上先以水一斗，煮粟米、竹叶取九升。去滓澄清，接取七升，冷下鸡子白，搅五百转，去上沫，下麦门冬，煮取三升，分三服。

《济生》黄芩汤 治心热，口疮烦渴，小便不利。

生地 木通 甘草 黄连 黄芩 麦冬 栀仁 泽泻

每服四钱，水一盏，姜三片，煎服无时。

泻黄散 治脾热口臭，咽干目黄。

藿香叶_{七钱} 山栀_{一两} 石膏_{半两} 防风_{四两} 甘草_{二两}

上剉，同蜜酒拌，微炒香为末，每服二钱，水一盏，煎清汁饮。

《外台》疗脾热方。

石膏_{一斤，碎，绵裹} 生地汁_{一升} 淡竹叶_{切，五升} 赤蜜_{一升}

水一斗二升，煮竹叶取七升，去滓，内石膏煮取一升五合，去滓，下地黄汁两沸，下蜜煎取三升，细细服。

泻白散 治肺热。

桑白皮_{炒黄} 地骨皮_{各一两} 甘草_{炙，半两}

上为末，每服二三钱，水一盏，入粳米百粒煎，食后服。易老加黄连。海藏①云：加山栀、黄芩，方能泻之。

东垣滋肾丸　治肾热。

黄柏三两　　知母二两　　桂二②钱半

上为末，熟水丸桐子大，每七八十丸至百丸，食前百沸汤下。

《外台》三黄汤　治肾热，大小便秘塞，耳鸣色黑。

大黄切，别渍水，一斗　黄芩　芒硝各三两　栀子十四枚　甘草炙，一两

上以水四升，先煮三物取一升五合，去滓，下大黄，更煎两沸，下芒硝，分三服。

《外台》栀子煎　治胆实热，精神不守。

栀子二十一枚　甘竹茹一两，炒　香豉六合　大青　橘皮各一两　赤蜜三合

水六升，煎取一升七合，去滓，下蜜，更上微火，煎两沸，分再服。

导赤散　治小肠实热，小便赤涩而渴。

生地黄　木通　甘草各等分

上为末，每服三钱，水一盏，入竹叶七片，同煎至五分，食后温服。丹溪云：导赤散，正小肠药也。

泻白汤　治大肠实热，腹胀不通，挟脐痛，食不化，口生疮，喘不能久立。

---

①　海藏：即王好古。号海藏，元代医家，撰有《阴证略例》《此事难知》等。
②　二：文瑞楼本作"一"。

淡竹叶　黄芩　栀子仁　柏皮炙，各半两　茯苓　芒硝各一两
生地黄三两　橘皮半两

上剉，每四钱，入姜、枣煎，空心服。

《千金》竹叶汤　治胃热。

竹叶　小麦各一升　知母　石膏各三两　黄芩　茯苓　麦冬
各二两　人参一两　生姜五两　栝楼根　半夏　甘草各一两，生

上㕮咀，以水一斗，煮竹叶、小麦，取八升去滓，内诸
药，煮取三升，分三服，老小分五服。

《千金》地黄煎

生地黄汁四升三合　茯神　知母　葳蕤各四两　栝楼根五两
竹沥三合　生姜汁　白蜜　生麦冬汁　生地骨皮汁各一升　石
膏八两

上以水一斗二升，先煮诸药取三升，去滓，下竹沥、生
地黄、麦冬汁，微火熬四五沸，下蜜、姜汁，微火煎取六升。
初服四合，日三夜一，加至六合，夏月作散服之。

东垣云：发热而不能食，自汗短气者，虚也。以甘寒之
剂泻热补气。能食而热，口舌干燥，大便难者，以辛苦大寒
之剂下之，泻热补水，当细分之，不可概论。

凉膈散　治上焦积热烦躁，面赤头昏，咽痛喉痹，口疮
颊肿，便溺秘赤，谵妄，睡卧不安，一切风壅。

新薄荷　连翘　黄芩　栀子　甘草各一两半　大黄　芒硝
各半两

上末，每服二三钱，竹叶七片，蜜三匙煎，食后服。与
四物各半服，能益血泄热，名双和散。《本事》加赤芍、干
葛，治诸热病累效。

《玉机》云：轻者宜桔梗汤，本方去硝、黄，加桔梗舟

楫之品，浮而上之，去膈中无形之热，且不犯下二焦也。

八正散　治下焦积热，二便秘涩，口渴咽干，舌疮血淋。

大黄　瞿麦　木通　滑石　萹蓄　车前子　山栀　甘草各等分

上为末，每服二钱，入灯心，水煎服。

通膈丸《本事》　治上焦虚热，肺脘咽膈，有气如烟抢上。

人参　川黄连　茯苓各三两　朱砂一分　真片脑少许

上为细末，研匀炼蜜丸如梧子大，熟水下三五丸，日二三服。

四顺清凉饮子　治血分热。

大黄蒸　甘草炙　当归　芍药各等分

上㕮咀，每服五钱，用水一盏半，薄荷十叶，同煎至七分，去滓温服。洁古云：凉风至而草木实，清凉饮子，乃秋风撒热之剂也。

海藏桔梗汤　治气分热。

桔梗　连翘　山栀　薄荷　黄芩酒炒①　甘草各等分

上为粗末，竹叶白水煎，温服。汗之，热服。

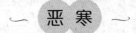

恶寒

恶寒有阳虚阳郁之异，阳虚者宜补而温之，阳郁者宜开发上焦，以升阳明之气。丹溪所谓久病恶寒，当用解郁是也。

———————

①　酒炒：赵本、医学大成本无，据文瑞楼本补。

桂枝加人参附子汤 治阳虚腠理不固，恶寒自汗，其脉浮虚。

桂枝　白芍_{各一两半}　甘草_{炙，一两}　附子_{炮，半个}　人参_{一两半}

每服五钱，生姜三片，枣一枚，水煎服。

阳郁治案

进士周，年近四十，得恶寒证，服附子数百帖而病益甚，脉弦而缓。遂以江茶入生姜汁、香油些少调饮之，吐痰一升许，减大半。又与通圣散去麻黄、硝、黄，加当归、地黄，百帖而安。

一女子恶寒，用苦参、赤小豆各一钱为末，齑水①调饮之，吐痰甚多，继用南星、川芎、苍术、黄芩，酒打面为丸，服愈。《元珠》云：上焦不通，则阳气抑遏，而皮肤分肉，无以温之，故寒栗。东垣升阳益胃汤，用升发之剂，开发上焦，以升阳明之气，出于表而温之也。丹溪吐出湿痰，亦开发上焦，使阳气随吐伸发出外而温之也。故寒栗皆愈。二者乃阳郁表寒之要。

大建中汤 疗中虚怯寒。

黄芪　当归　桂心　白芍_{各二钱}　人参_{一钱}　甘草_{一钱}　半夏　黑附_{炮去皮，各二钱半}

上八味，㕮咀，每服五钱，水二盏，姜三片，枣二枚，煎至一盏，去滓，食后温服。

罗谦甫治金院董诚彦，夏月劳役过甚，烦渴不上，极饮潼乳，又伤冷物，遂自利，肠鸣腹痛，四肢逆冷，冷汗自出，

---

① 齑（jī基）水：即用盐腌制咸菜中产生的卤水，李时珍言其"酸，咸，无毒"，有"吐诸痰饮宿食"的功效。

口鼻气亦冷，六脉如珠丝，时发昏愦。众大医议以葱熨脐下，又以四逆汤五两，生姜二十片，连须葱白九茎，水三升，煮取一升，去滓凉服。至夜半，气温身热，思粥饮，至天明而愈。许鲁斋[1]先生闻知叹曰：病有轻重，方有大小，治有缓急，金院之病，非大方从权急治，不能愈也。

昔有一妇人，恶寒特甚，盛暑亦必服皮衣数件，昼夜常坐卧床褥，饮食如常，亦一无所苦，更名医数四[2]，终莫能治。补泻寒热温凉备尝之矣。一医以玉屏风散，大剂煎水，以大锅令患者熏蒸半日许，汗出得愈。鹤年识

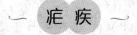

疟疾统论

少阳胆为风木之府，疟家寒热之邪，必归少阳，是以疟脉多弦。少阳居半表半里之间，其气从阳则热，从阴则寒也。疟者金火交诊，故其病寒热并作也。

气分受邪，发于六阳时；血分受邪，发于六阴时。浅者每日一发，深者间日一发，极深者三日发也。浅者属阳，阳性易动，故日行之气，触着便发；深者属阴，阴性常静，故日行之气，屡触而始发也。

---

① 许鲁斋：即许衡。号鲁斋，宋元之际学者。
② 四：医学大成本作"百"。

疟发时，虽大热大渴，必以淡生姜汤，适寒温饮之。若恣饮冷水瓜果，脾胃转伤，邪气不达，绵延难愈。

凡疟疾多热，久而不解者，其人必本阴虚，法当益阴除热，非当归、鳖甲、制首乌、牛膝之属，不能除也。多寒而久不解者，其人必本阳虚，法当甘温散邪，非干姜、附子、桂枝、人参之属，不能已也。

疟邪在阳者，其证多汗，感而即发，邪不能留。其留藏不去者，惟阴邪耳，阴邪不能作汗，虽以汗药发之亦不得，惟甘润和阴，如当归、牛膝之属，多服久服，自能出汗而解也。

伤寒往来寒热，劳瘵，寒热如疟，伤食劳役，脚气疝气，肿毒初起，俱有寒热。阴虚证，每日午后发热恶寒，至晚亦得微汗而解。脉弦而数，但不大弦为辨耳，俱不可误认为疟也。凡病寒热，有期者疟也，无期者诸病也。

凡疟病自阴而渐阳，自迟而渐早者，由重而轻也。自早而渐迟，自阳而渐阴者，由轻而重也。凡感邪极深，发愈晏而作愈迟者，必使渐早渐近，方是佳兆。故治此疾者，春夏为易，秋冬为难。

疟邪必从汗出，邪在阴者，必汗出至足乃佳，然非麻、葛辈可发，但开郁通经，其邪热即散，而为汗矣。其虚者，非参、芪、归、地，则终不能得汗也。

古称风寒暑湿，皆能成疟，然必客于营卫之舍，然后成疟，不尔不成疟也。夫营之有舍，犹①人之有传舍也。营卫之气，日行一周，历五脏六腑、十二经络之界分，必其舍有

---

① 犹：文瑞楼本此后有"行"。

邪，与日行之卫气相遇则病作；离则病休，故发作有时，与伤寒大异也。

俗有伤寒变疟、疟变伤寒之说。愚谓伤寒变疟者，本是疟邪，因其气特甚，故一发而不即止，迨汗出气衰，乃复返于舍而后日作，非伤寒能变疟也。疟变伤寒者，本是伤寒，因邪气先中少阳，故寒热如疟，其邪递引递出，遍满三阳之界，因而发热不止，设不解，则又转而之三阴，非疟邪能变伤寒也。是以始先似疟之证，热虽退，身表尚有余热，不似疟之热退即凉也。始先似伤寒者，汗常浃体而热不退，过一二日，忽振寒而发热，或热退一日而复作寒热，非如伤寒之汗出，即热退而邪解也。学人智识既具，自当独断，岂可习焉不察，自同众人也。

久疟不退，邪气陷入阴分，亏损营血，有热无寒，口燥唇干，有似伤寒，人皆谓之变伤寒，不知其为传劳瘵也，脉将散大，或细数，而死期至矣。

风疟

风疟者，脉浮，多汗，恶风，多于春时得之。经云：以春病者，恶风是也。亦有发于秋者。经云：夏暑汗不出者，秋成风疟是也。杨仁斋[①]云：风疟是感风而得，恶风自汗，烦躁头疼。风，阳气也，故先热后寒，可与解散风邪。

温疟

温疟者，先热而后寒，与风疟大略则同，其但热而不寒

---

① 杨仁斋：即杨士瀛。号仁斋，南宋医家，撰有《仁斋直指方论》。

者，经所谓得之冬中于风，寒气藏于骨髓之中，至春夏阳气大发，邪气与汗皆出。此病藏于肾，其气先从内出之于外也。《外台》云：病疟六七日，但见热者，温疟也。与夏伤暑而秋病疟者不同。又有先伤风而后伤寒者，亦先热而后寒，名曰温疟，与此亦不同。

桂枝白虎汤

知母六两　甘草炙，二两　石膏一斤，碎　桂枝三两　粳米六合

上剉，每服五钱，水一盏半，煎至八分，去滓温服，汗出即愈。

延年疗温疟，壮热不能食，**知母鳖甲汤**。

知母　鳖甲炙　骨皮各三两　常山二两　竹叶一升　石膏四两

水煎，分三服。

湿疟

湿疟者，寒热身重，肢节烦疼，胀满，善呕，自汗。陈无择①云：因汗出复浴，湿舍皮肤，及冒雨湿所致。当从太阴论治，除湿汤主之。寒多者必兼温，行阳气也。

除湿汤

半夏　厚朴　苍术米泔制，各二两　白术生　藿香　橘红　白茯苓各一两　甘草炙，七钱

上哎咀，每服四钱，姜七片，枣一枚，水煎，食前温服。本方去白术，加人参、草果、水姜、乌梅煎，即《和剂》人参养胃汤。脉无力，寒多，加姜、附；脉有力，热多，加芩、

---

① 陈无择：即陈言。字无择，撰有《三因极一病证方论》。

连、柴胡。朴、苍、藿、姜，发散也；半、果、茯、橘，劫痰也，人参惟虚人最宜。

瘅疟

瘅，单也，言独热而无寒也。经云：阴气孤绝，阳气独发，则热而少气烦冤，手足热而欲呕，名曰瘅疟。此以阳脏而病阳证，与诸疟证亦不同，其治之之法有三：一者热气内蓄，而表有客寒，则当散以辛凉；一者客邪已解，而蕴热独盛，则当清以苦寒或甘寒；一者邪火虽盛，而气血已衰，真阴已耗急，急宜壮水固原也。

《备急》竹叶常山汤　治瘅疟及温疟。

常山三两　淡竹叶一握　小麦一升

水五升，煮一宿，明旦煮取二升，分温三服。

牡疟

疟多寒者，名曰牡疟，《金匮》云然也。然牡当作牝，传写之误耳。卫州书云：疟多寒者，痰多也，痰为水类，能遏绝其阳气于里，使不得外达，故寒多不热，虽热亦不甚也。用蜀漆散者，吐去其痰，阳气一伸，其疾自愈。夫牡属阳，牝属阴，寒多为阴，故宜曰牝。

牡蛎汤

牡蛎　麻黄各四两　蜀漆三两　甘草二两

上先取蜀漆三过去腥，水八升，煮蜀漆、麻黄等得六升，去沫内余药，煮取二升，饮一升，吐，复①饮之。

———————————————

①　复：文瑞楼本此前有"勿"。

痰疟

痰疟由夏月乘凉饮冷，及卧湿地，饥饱失时，脾胃不和，痰积中脘所致。其脉弦滑，其证胸痞呕吐，或时眩晕者是也。微则消之，甚而实者，蜀漆、常山之类，攻而去之。虚者四兽饮之属，补而去之。

常山散

常山一两，剉碎，以好酒浸一宿，瓦器煮干为末，每服二钱，水一盏，煎半盏，去滓停冷，五更服之，不吐不泻，效。

四兽饮

半夏　茯苓　人参　草果　陈皮　甘草减半　乌梅肉　白术各等分

上㕮咀，同姜、枣等分，以盐少许淹服食顷，厚皮纸裹煨令香熟，焙干，每服半两，水煎，未发前并进三服。

食疟

食疟，一名胃疟。饮食无节，伤胃而成。其证腹痛，中满不能食，食则呕逆，嗳腐吞酸，其脉气口独盛。戴复庵[①]法：平胃散加草果、砂仁，吞红丸子。方见饮食门

《先醒斋笔记》，梁溪王兴甫偶食牛肉，觉不快，后遂发疟，饮食渐减，至食不下咽，已而水饮亦不下，白汤过喉间，呕出作碧色。药不受，小便一滴如赤茶，大便秘。医皆束手。仲淳[②]忽至，视之，令仰卧，以指按至心下偏右，大叫，因

---

① 戴复庵：即戴思恭。明代医家，撰有《秘传证治要诀及类方》《推求师意》。

② 仲淳：即缪仲淳。明代医家，撰有《神农本草经疏》《先醒斋医学广笔记》。

询得其由。用丸药一服，至喉辄不呕，水道渐通。次日下黑物数块如铁，其病如失。丸药用矾红和平胃散作末，枣肉丸，白汤下三钱。

虚疟

虚疟者，或体虚而病疟，或因疟则致虚，六脉微弱，神气倦怠，是以补养正气为主。经云：疟脉缓大虚，便用药，不宜用针。盖病疟而脉虚，气先馁矣，故不宜用针而宜用药。所谓阴阳形气俱不足者，勿刺以针，而调以甘药也。

补中益气汤

小建中汤　二方俱补虚散邪之剂。杨仁斋云：有中年人，脏腑久虚，大便常滑，忽得疟疾，呕吐异常，惟专用人参为能止呕，其他疟药并不可施，遂以二陈汤加人参、缩砂，倍用白豆蔻一二服，病人因自觉气脉顿平，于是寒热不作。盖白豆蔻能消能磨，流行三焦，营卫一转，寒热自平也。

新定 **人参乌梅散**　治虚疟、久疟，少气不食。亦治劳疟。劳疟者，遇劳即发，经年不瘥者是。

人参三钱　乌梅一枚　黄芪　当归　茯苓　陈皮各一钱　鳖甲　制首乌　白术各二钱

上都作一服，加姜煎。

痎疟

痎疟者，老疟也。三日一发，其气深固，卒不得出。有累年不愈者，亦曰三阴疟。大抵疟病在三阳者，宜汗宜和；在三阴者，宜温宜利，甚者非吐下不能拔其病根也。其胁下有块者，名曰疟母，以鳖甲丸主之。

《千金》常山丸

常山_{三两}　鳖甲_{二两，炙}　知母_{一两}　甘草_{五钱}

蜜丸梧子大，未发前酒服十丸，临发一服，正发又一服。

鳖甲丸

鳖甲　香附_{各二两}　三棱　蓬术_{各一两}　常山_{一两}　阿魏_{二钱}

上并用醋浸，神曲糊丸，白汤下梧子大五十丸，积消及半即止。

仁斋云：疟之经久而不歇，其故何耶？有根在也。曰饮，曰水，曰败血是耳。疟家多蓄痰涎黄水，或停潴心下，则常山能吐之；或结癖胁间，则常山能破其癖而下之。其有纯热无寒，或蕴热内实之证，投以常山，大便点滴而下，似泄不泄，须用北大黄为佐，大泄数下，然后获愈也。又妇人产后，败血流经，亦能令人寒热如疟，至暮则发，发则身痛如被杖，宜通经活血之剂，鹿角屑和血止痛如神。

卷
四

尸疰

五尸

恶气所发，一病而五名也。其症令人寒热淋沥，沉沉默默，无处不恶。或腹痛胀急，不得气息，上冲心胸，及攻两胁；或垒块踊起，或挛引腰脊是也。其得之疾，速如飞走状者，名曰飞尸。停遁不消，去来无时者，名曰遁尸。沉痼在人脏腑者，名曰沉尸。冲风则发者，名风尸。隐伏积年不除者，名伏尸。然虽有五者之名，其为鬼恶邪气则一也。亦可通以一法治之。

雄黄丸 治卒中飞尸，腹痛胀急，上冲心胸，及攻两胁，或垒块踊起，或挛引腰脊。

雄黄^研 大蒜各一两

二味捣丸如弹子大，每服一丸，热酒化下，未瘥更服。

蒺藜子丸 治同上。

蒺藜子炒去刺，二两

为末，蜜丸小豆大，食后，水下二十丸。

木香丸

木香　丁香各三分　鬼箭羽　桔梗　当归　陈皮去白，炒　紫苏微炒，各一两　白槟榔煨，十四枚　桃仁去皮尖双仁，炒黄色，十四枚

上捣筛，每服五钱，水煎，温服无时，日二。

蒸熨方 治遁尸、飞尸，及风毒肿，流入头面四肢。

芥子_{蒸熟，焙，一斤}

为末，以铅丹二两拌匀，分作两处，用疏皮袋盛之，更换蒸热，以熨痛处。

麝香散 治卒中恶气，心腹刺痛。

麝香_{一分}　犀角屑　木香_{各半两}

为末，每服二钱，空心热水调下，日二，未止再服。

又方

韭根_{一握，切}　乌梅_{十四枚}　吴茱萸_{汤浸，焙干，二两半}

水五升，煮，以病人栉内其中，三沸，栉浮者生，沉者死，煮三升，时饮之。

　　按：栉有通疏之用，浮属阳，沉属阴，阳主开而阴主闭，卒死客忤者，邪气暴加，诸阳乍闭，得阳而开则生，得阴而闭则死也。

《本事方》云：飞尸者，游走皮肤，穿脏腑，每发刺痛，变作无常。遁尸者，附骨入肉，攻凿血脉，每发不可得近见尸丧，闻哀哭便发。风尸者，淫跃四肢，不知痛之所在，每发昏沉，得风雪便作。沉尸者，缠骨结脏，冲心胁，每发绞切，遇寒冷便作。疰尸者，举身沉重，精神错杂，常觉昏废，每节气致变，辄成大恶。并宜用太乙神精丹，及苏合香丸，及忍冬叶剉数斛，煮令浓，取汁煎之，如鸡子大，一枚，日三。

顷在徽城日，尝修合神精丹一料。庚申余家一妇人梦中见二苍头，一在前，一在后，手中持一物，前者云：到也未？后应云：到也。击一下，爆然有声，遂魇。觉后心一点，痛不可忍，昏闷一时许。予忽忆神精丹，有此一症，取三粒令服之，遂至府，过少顷归，妇已无病矣。云服药觉痛止神醒，今如常矣。日后相识，稍有邪气，与一二服，无不应验。方在《千金》中，乃治中风之要药，但近世少得曾青、磁石，为难合耳。

太乙神精丹 治客忤霍乱，腹痛胀满，尸疰恶风，颠狂鬼语，蛊毒妖魅。

雄黄油煎七日 雌黄 朱砂 磁石 曾青各一两 金芽石六钱

上各研细，将雌、雄黄、朱砂醋浸三日，曾青用好酒浸铜器中，纸封曝七日，如天阴，用火焙干。六味同研匀，用砂盆盛令药满，得三分许，以此准合子大小，先以赤石脂末固缝，外用六一泥固济讫，候透干，以晴明六合吉日，别用泥作三个柱子，高五寸，令平稳如鼎足状，安合子，下置炭火三斤，逐渐添炭，常令及五斤，只在盆①底，不得过口，煅五日为度。放冷水中浸，合子候透，剥去泥，将合子轻手取开，其药精英五色，画在盖上。亦有三色者，纯白为上，研细，枣肉为丸，如粟米大，每服一丸，米饮下，如噤口牙紧，斡开前齿，灌下醒。

诸疰

疰者，住也，邪气停住而为病也。皆因精气不足，邪气乘之，伏于筋脉，流传脏腑，深入骨髓，经久不已，时发时

---

① 盆：赵本、医学大成本、文瑞楼本均作"盒"，据上文"砂盆"改。

止，令心昏闷，无不痛处。其因风邪所触者，则为风疰；临丧哭泣，死气所感者，则为尸疰；鬼邪所击者为鬼疰；其风疰之去来击痛，游走无常者，又谓之走疰。其他又有气血温凉劳泄等疰之名，病各不同，其为停住不去则一也。详见《千金》《外台》《圣济》诸书。

羌活汤　治风疰，心腹刺痛，上攻胸背。

羌活　橘红　大腹皮焙，各三钱　桑白皮一两五钱　川芎一两　大豆炒，一合

捣末，每服三钱，水煎温服，良久再服。

杏仁丸　治尸疰。

杏仁去皮尖双仁，炒　乱发灰各一钱

研匀，和丸如小豆大，每服五丸，猪膏酒下。

八毒丸　治鬼疰，中恶心痛，癖积蛊注鬼气。

雄黄研　珍珠研　矾石煅　巴豆去皮心，炒去油　丹皮各一两　附子去皮脐，三两　藜芦二两　蜈蚣去头足，炙，一条

上为末，蜜丸如小豆大，米饮下二丸，得吐为效。

一方用雄黄、矾石、朱砂、附子、炮藜芦、丹皮、巴豆各一两，蜈蚣一条为末，蜜丸小豆大，每服五七丸，冷白汤送下，无时。

厚朴丸　治一切气疰，大肠结涩，背膊刺痛，及食物不消，奔豚气逆。

厚朴姜汁炒，一两　桂心　大黄醋炒，各二两　桃仁去皮尖双仁，炒，三两

为末，蜜丸如小豆，每服三十丸，米饮下，食后临卧服，微利即效。一方加附子二两。

鬼迷鬼击

鬼迷者，心气不足，精神衰弱，幽阴之气，乘虚而感，令人喜怒不常，情思如醉，或狂言惊怖，向壁悲啼，梦寐多魇，与鬼交通，乍寒乍热，腹满短气，不食，诊其脉，人迎气口乍大乍小，乃鬼魅所持之候也。鬼击之病，得之无渐，卒着人如矛戟所伤，令人胸胁腹满急痛，不可按抑，或即吐血，或即下血，轻者获免，重者或致不救，治宜符禁之法，兼辟邪安正之剂。

治鬼迷不醒方。

雄黄一味，研如粉，吹入两鼻中瘥。安息香取一皂子大，焚令烟起，邪自退。

治妖魅病人不言鬼方

生鹿角_锉

一味为细末，每服一钱，一言①即瘥。

治卒中鬼击方。

鸡冠血

一味，沥口中令下咽，仍破鸡以拓心下，冷即弃于道旁。

《肘后方》治鬼击诸病，卒然着人如刀刺状，胸胁腹内切痛，不胜抑按，或吐血、鼻血、下血。一名鬼排，以醇酒吹两鼻内良。

《千金方》吹醋少许入鼻中。

---

① 言：医学大成本前有“一”字。

癫 狂 惊痫附

癫狂惊痫

狂病多火而属阳，或以谋为失志，或以思虑郁结，屈无所伸，怒无所泄，以致肝胆气逆，木火合邪，乘于心则为神魂不守，乘于胃则为暴横刚强，故治此者，治火为先，或痰或气，察其甚而兼治之。

生铁落饮 治痰火热狂，坠痰镇心。

生铁四十斤

入火烧赤，砧上捶之，有花出如兰如蛾，纷纷落地者，是名铁落。用水二斗，煮取一斗，用以煎药。

石膏三两　龙齿煅，研　茯苓　防风各一两半　元参　秦艽各一两　竹沥一升

上㕮咀，入铁汁中，煮取五升，去滓，入竹沥和匀，温服二合，日五服。

按：此以重下气，以寒抑热之法。易老治一人病阳厥，怒狂骂詈，或歌或哭，六脉无力，身表如冰，发则叫呼高声。因夺其食，又以大承气汤下之，五七行泻渣秽数斗，身温脉生而愈。盖铁落饮，以抑无形上怒之火，承气汤所以下有形内结之热也。

真珠丸《本事》 治肝经因虚，内受风邪，卧则魂散而不

守，状若惊悸。

真珠_{三分，另研极细}　干地黄　当归_{各一两半}　人参　枣仁
柏仁　犀角　茯神　沉香　龙齿_{各一两}

为细末，蜜丸梧子大，辰砂为衣，每服四五十丸，金银
薄荷汤下，日午、夜卧各一服。

许学士云：肝藏魂者也，游魂为变，平人肝不受邪，故
卧则魂归于肝，神静而得寐。今肝有邪，魂不得归，是以卧
则魂扬若离体也。此方以真珠母为君，龙齿佐之，真珠母入
肝为第一，龙齿与肝同类故也。龙齿、虎睛，今人例以为镇
心药，不知龙齿安魂，虎睛定魄，盖言类也。东方苍龙木也，
属肝而藏魂；西方白虎金也，属肺而藏魄，龙能变化，故魂
游而不定，虎能专精，故魄止而有守。予谓治魄不宁者宜以
虎睛，治魂飞扬者宜以龙齿，万物有成理而不失，亦在夫人
达之而已。

宁志膏《本事》

人参　枣仁_{各一两}　辰砂_{五钱}　乳香_{二钱半}

蜜丸弹子大，每服一丸，薄荷汤下。一方有琥珀、茯神、
石菖蒲，远志，名人参琥珀丸。一方无人参，用酒调服，名
灵苑辰砂散。

一僧忽患癫疾，不得眠卧，诸药不效。孙兆[1]曰：今夜
睡着，明后日便愈也。但有咸物，任与师吃，待渴却来道。
至夜僧果渴，孙以温酒一角，调药一服与之。有倾再索酒，
与之半角，其僧便睡，两日夜乃觉，人事如故。人问其故，

---

[1] 孙兆：北宋医家，撰有《伤寒方》《伤寒脉诀》，与林亿、高保衡
等校补《黄帝内经素问》。

孙曰：人能安神矣，而不能使神昏得睡，此乃灵苑中辰砂散也，人不能用之耳。

许学士云：予族弟缘兵火失心，制宁志膏与之，服二十粒愈。亲旧传去，服之皆验。《灵苑》云：服辰砂散讫，便令安卧，不可惊觉，待其自醒，即神魂定矣。万一惊寤，不可复活。吴正甫少时，心病服此一刻，五日方寤，遂瘥。

安神丸 治癫痫、惊狂、痰火之症，能镇心安神。

人参 茯苓 枣仁炒 当归 生地酒炒 黄连酒炒 橘红 南星姜制,各一两 天竺黄五钱 雄黄 牛黄各二钱 琥珀 真珠各二钱

为末，蜜丸桐子大，朱砂为衣，米饮下五十丸。忌动风辛热之物。

《本事》惊气丸 治惊忧积气，心受风邪，发则牙关紧急，痰涎昏塞，醒则精神若痴。

附子 橘红 天麻 南木香 僵蚕 白花蛇 麻黄各五钱 苏子一两 干蝎一分 南星洗浸,薄切,姜汁浸一夕,半两 朱砂一分

为末，入龙脑、麝香少许，同研极匀，蜜丸如龙眼大，每服一丸，金银薄荷汤化下。

许叔微云：此予家秘方也。戊午年，军中有一人犯法，褫①衣将受刃，而得释，神失如痴。余与一粒，服讫而寐，及觉，病已失矣。山东提辖张载扬妻，因避寇失心已数年，余授此方，不终剂而愈。又黄山沃巡检彦妻，狂厥者逾年，更十余医不验，予授此方去附子加铁粉，亦不终剂而愈。铁粉非但化涎镇心，至如推抑肝邪特异，若多恚怒，肝邪大甚，

---

① 褫（chǐ尺）：脱去，解下。

铁粉能制伏之。《素问》云：厥阳怒狂，治以铁落饮，金制木之义也。

茯苓丸

辰砂　石菖蒲　人参　远志　茯苓　茯神　铁粉　半夏曲　胆星各等分

为细末，生姜四两取汁，和水煮和丸，如桐子大，别用朱砂为衣，每服十粒，加至二十粒，夜卧生姜汤下。此医官都君方，余尝用以疗心疾良验。

镇心丸　治心风，狂言多惊，迷闷恍惚。

人参　茯神　犀角各一两　牛黄　铅粉各七钱半　朱砂水飞　龙齿研　胆草　天竺黄研　远志　生地各半两　金箔五十片　铁粉七钱半，研

为细末，蜜丸桐子大，每服七丸，竹叶汤送下，无时。

温胆汤《三因》　治心虚胆怯，触事易惊，或梦寐不详，短气悸乏，或自汗，谵妄不寐，合目则惊。此气郁生涎，涎与气搏，故变生诸症。

半夏　枳实　竹茹各一两　橘红一两五钱　炙草四钱

每服四钱，水一盏半，生姜七片，枣一枚，煎七分。

十味温胆汤　治症如前，而挟虚者宜之。

半夏　枳实　陈皮去白，各二钱　枣仁炒　远志肉甘草汤制　熟地酒焙　竹茹　人参各一钱　茯苓一钱五分　炙草五分

水二钟，生姜五片，红枣一枚，煎一钟服。

滚痰丸王隐君　方见痰门。

按：癫狂之病，属痰热相结，多在肝胆胞络之间，余遇此症，辄投礞石滚痰丸二三钱，下胶痰如桃胶、蚬

肉者五升许，即愈。若痰少热多，阳明内实者，当如罗谦甫之治丑斯兀阑，发狂热渴，用大承气一两半，加黄连二钱，以下其热，俾便通汗出乃愈。

丑宝丸 治一切癫痫怔忡，搐搦难治之疾，祛风清火，豁痰调气，开心定志，安神镇惊。

妙香丸 治惊痫百病，亦治伤寒潮热积热，结胸发黄，狂走燥热，大小便不通。

巴豆三百十五粒，去皮心膜，炒熟，研如面 牛黄研 腻粉研 龙脑研 麝香研，各三两 辰砂飞，九两 金箔九十片，研

研匀，炼黄蜡六两，入白蜜三分，同炼令①匀为丸，每两作三十丸，白汤下二丸，日二服。

通涎散 治忽患癫狂不止，或风涎暴作，气塞倒仆。

瓜蒂五钱

为末，每服一钱，井花水调下，涎出即愈。如未出，含砂糖一块，下咽涎即出。

鹤年云②：予治昆山清水湾一人发狂，先为刺百会、神庭、人中三穴，后以：

蜀漆水拌炒熟，一钱 龙骨煅 牡蛎煅，各三钱 黄连五分 生大黄三钱

水煎服，一剂即安。

按：狂症未有不从惊得者，龙齿最能安魂者也。未

---

① 令：医学大成本作“合”。
② 云：赵本、文瑞楼本无，据医学大成本补。

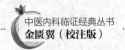
有无痰者，惊则气逆，气逆则痰聚，蜀漆最善劫痰者也。未有无火者，火性炎上，故登高而歌，弃衣而走，黄连能泻心火。病属阳明，故用大黄以泻之，斧底抽薪法也。

鹤年

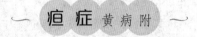

黄疸

已食如饥，但欲安卧，一身面目及爪甲小便尽黄也。此为脾胃积热，而复受风湿，瘀结不散，湿热蒸郁，或伤寒无汗，瘀热在里所致。是宜分别湿热多少而治之。若面色微黄，而身体或青黑赤色皆见者，与纯热之症不同，当于湿家求之。

加减五苓散

茵陈　猪苓　白术　赤苓　泽泻

大茵陈汤

茵陈蒿半两　大黄三钱　栀子四枚

水三升，先煮茵陈减一半，内二味，煮取一升，去滓，分三服，小便利出如皂角汁，一宿腹减，黄从小便出也。如大便自利者，去大黄，加黄连二钱。

寇宗奭①治一僧，因伤寒发汗不彻，有留热，面身皆黄，

---

① 寇宗奭：北宋药物学家，撰有《本草衍义》。

多热，期年不愈方。

茵陈　山栀_{各三分}　秦艽　升麻_{各四钱}

为散，每用三钱，水四合，去滓，食后温服。五日病减，二十日悉去。

搐鼻瓜蒂散_{《宝鉴》}

瓜蒂_{二钱}　母丁香_{一钱}　黍米_{四十九粒}　赤豆_{五分}

为细末，每夜卧时，先含水一口，却于两鼻孔搐上半字，便睡至明日，取下黄水。

许叔微云：夏有篙师[1]病黄症，鼻内酸疼，身与目黄如金色，小便赤涩，大便如常，此病不在脏腑，乃黄入清道中也。若服大黄，则必腹胀为逆，当瓜蒂散搐之，令鼻中黄水出尽则愈。

孟诜[2]方

瓜蒂　丁香　赤小豆_{各七枚}

为末，吹豆许入鼻，少时黄水流出，隔一日用，瘥乃止。一方用瓜蒂一味为末，以大豆许吹鼻中，轻则半日，重则一日，出黄水愈。

谷疸

始于风寒，而成于饮食也。《金匮》云：风寒相搏，食谷即眩，谷气不消，胃中苦浊，浊气下流，小便不通，阴被其寒，热流膀胱，身体尽黄，名曰谷疸。又云：谷疸之为病，

---

[1] 篙（gāo 高）师：撑船的熟手。

[2] 孟诜：唐代医家，撰有《食疗本草》。

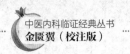

寒热不食，食即头眩，心胸不安，久久发黄为谷疸，茵陈蒿汤主之。

茵陈蒿汤 即前大茵陈蒿汤

此下热之剂，气实便闭者宜之，不然不可用。

茯苓茵陈栀子汤《宝鉴》 治谷疸，心下痞满，四肢困倦，身目俱黄，心神烦乱，兀兀欲吐，饮食迟化，小便赤闭发热。

茵陈一钱 茯苓五分 栀子 苍术去皮，炒 白术各三钱 黄连 枳壳 猪苓 泽泻 陈皮 防己各二分 黄芩六分 青皮一分

长流水煎，去滓，空心温服。

栀子、茵陈，泄湿热而退黄；黄连、枳壳，泄心下痞满；热能伤气，黄芩主之；湿热壅胃，二术、青皮除之；湿热流注经络膀胱，二苓、防己利之。

胆矾丸《本事》 治男妇食劳，面黄虚肿，痃癖气块。

胆矾无石者，三两 黄蜡二两 大枣五十枚

用石器入头醋三升，下胆矾、大枣慢火熬半日，取出枣子去皮核，次下黄蜡再熬一二时如膏，入腊茶二两，同和为丸桐子大，每服二十丸，茶清下，日三。

许叔微云：宗室赵彦才下血，面如蜡，不进食，盖酒病致此。授此服之，终剂而血止，面色鲜润，食亦如常。

治湿热黄病，助脾去湿方。《乾坤生意》

针砂擂净锈水，淘白色，以米醋于铁铫内浸一宿，炒干，再炒三五次，候通红，二两五钱 陈粳米半升，水浸一夜，捣粉作块，煮半熟 百草霜一两半

上三味，捣千下，丸如桐子大，每服五十丸，用五加皮、牛膝根、木瓜根浸酒下。初服若泻，其病本去也。

脾劳黄病方《摘元》

针砂四两，醋炒七次　干漆烧存性，二钱　香附三钱　平胃散五钱

为末，蒸饼如桐子大，汤下。

黄[①]病有积神方《先醒斋笔记》

苍术炒　厚朴姜汁炒　橘红　甘草　楂肉　茯苓　麦芽各二两　槟榔一两　绿矾醋煅研细，一两五钱

为末，枣肉丸梧子大，每服一钱，白汤下，日三服。凡服矾者，忌食荞麦、河豚，犯之即死。

予每治脱力劳伤，面黄能食，四肢无力，用造酒曲丸平胃散，加皂矾煅透、针砂，淡醋汤下十丸，日二。

酒疸

小便不利，心中懊侬而热，不能食，时时欲吐，面目黄，或发赤斑，由大醉当风入水所致。盖酒湿之毒，为风水所遏，不得宣发，则蒸郁为黄也。

茵陈蒿汤　治酒疸，心中懊侬，小便黄赤。

茵陈蒿　葛根　赤苓各五钱　升麻　秦艽　栝楼根各三钱山栀五分

水煎三钱，温服，日二，以瘥为度。

小麦饮

生小麦二合，水煎取汁顿服，未瘥再服。

大黄汤　治酒疸懊侬，胫肿溲黄，面发赤斑。

大黄炒，二两　山栀　枳实　豉炒，三合

---

① 黄：赵本、医学大成本作"万"，据文瑞楼本改。

水煎四钱，温服，日二。加茵陈亦得。

葛根汤《济生》

干葛二钱　栀子二钱　枳实　豆豉各一钱　炙草五分

水煎，温服无时。

女劳疸

色欲伤肾得之。《金匮》云：额上黑，微汗出，手足心热，薄暮即发，膀胱急，小便自利，名曰女劳疸。盖黄疸热生于脾，女劳疸热生于肾，故黄疸一身尽黄，女劳疸身黄，额上黑也。仁斋云：脾与肾俱病为黑疸。

凡房劳黄病，体重不眠，眼赤如朱，心下块起若痕，十死一生，宜灸心俞、关元二七壮，及烙舌下，以妇人内衣烧灰，酒服二钱。

范汪[1]亦云：女劳疸气短气沉者，取妇女月经布和血烧灰，空腹酒服方寸匕，日再，不过三日必瘥。

阴黄

病本热而变为阴，非阴症能发黄也。韩祗和[2]云：病人三五日，服下药太过，虚其脾胃，亡其津液，渴饮水浆，脾土为阴湿所加，与热邪相会发黄，此阴黄也。当以温药治之，如两手脉沉细迟，身体逆冷，皮肤粟起，或呕吐，舌上有苔，

---

① 范汪：东晋医家，撰有《范汪方》。
② 韩祗和：北宋医家，撰有《伤寒微旨论》。

烦躁欲坐卧泥水中，遍身发黄，小便赤少，皆阴候也。

茵陈橘皮汤_{韩氏}　治身黄，脉沉细数，热而手足寒，喘呕，烦躁不渴者。

茵陈　橘红　生姜_{各一两}①　半夏　茯苓_{各五钱}　白术_{二钱}五分

水四升，煮取二升，分作四服。

小茵陈汤_{韩氏}　治发黄脉沉细，四肢及遍身冷。

附子_{一枚，炮，作八片}　炙草_{一两}　茵陈_{二两}

水四升，煮取二升，分三服。一方有干姜，无甘草，名茵陈附子汤。_{韩氏}

茵陈理中汤　治身冷面黄，脉沉细无力，或泄而自汗，小便清白，名曰阴黄。

人参　白术　炮姜　炙草　茵陈

上㕮咀，每服五钱，水煎。

罗谦甫治真定韩君祥，暑月劳役过度，渴饮凉茶及食冷物，遂病头身肢节沉重疼痛，汗下寒凉屡投不应。转变身目俱黄，背恶寒，皮肤冷，心下硬，按之痛，脉紧细，按之空虚，两寸脉短，不及本位。此症得之因时热而多饮冷，加以寒凉过剂，助水乘心，反来侮土，先伤其母，后及其子，经所谓薄所不胜，而乘所胜也。时值霖霪②，湿寒相合，此为阴黄，以茵陈附子干姜汤主之。《内经》云：寒淫于内，治以甘热，佐以苦辛；湿淫所胜，平以苦热，以淡渗之，以苦燥之，附子、干姜辛甘大热，散其中寒为君，半夏、草蔻辛

---

①　两：医学大成本作"钱"。

②　霖霪（yín 银）：久雨。

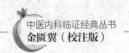
热，白术、陈皮苦甘温，健脾燥湿为臣，生姜辛温以散之，泽泻甘平以渗之，枳实苦辛，泄其痞满，茵陈苦微寒，其气轻浮，佐以姜、附，能去肤腠间寒湿，而退其黄为使也。煎服一两，前症减半，再服悉愈。又与理中汤服之，数日得平复。

李思训谓发黄皆是阳症，凡云阴黄者，皆阳坏而成阴，非原有阴症也。茵陈干姜汤，是治热症坏而成寒者之药，学人要穷其源，盖即于本病主治药内，加热药一味以温之，如桂枝汤加大黄之意。

虚黄

病在中气之虚也，其症小便自利，脉息无力，神思困倦，言语轻微，或怔忡眩晕，畏寒少食，四肢不举，或大便不实，小便如膏。得之内伤劳役，饥饱失时，中气大伤，脾不化血，而脾土之色，自见于外。《金匮》云：男子萎黄，小便自利，当与虚劳小建中汤。又《略例》云：内伤劳役，饮食失节，中州变寒之病而生黄者，非伤寒坏症，而只用建中、理中、大建中足矣。不必用茵陈也。

表邪发黄

即伤寒症也。东垣云：伤寒当汗不汗，即生黄。邪在表者，宜急汗之，在表之里，宜渗利之；在半表半里，宜和解之；在里者，宜急下之。在表者必发热身痛，在里者必烦热而渴，若阳明热邪内郁者，必痞结胀闷也。

麻黄连翘赤小豆汤 发汗之剂。

麻黄去节 连翘 炙草 生姜各二两 赤小豆一升 杏仁四十个，去皮尖 生梓白皮一升 大枣十二枚

劳水一斗，先煮麻黄百沸，去上沫，内诸药，煮取三升，分温三服，半日服尽。

茵陈五苓散 渗利之剂。

茵陈蒿末，一钱 五苓散五分

水调方寸匕，日三服。

柴胡茵陈五苓散 和解之剂。

五苓散一两 茵陈五钱 车前子一钱 木通一钱五分 柴胡一钱五分

分二服，水一盏半，灯心五十茎煎服，连进数服，小便清利愈。因酒后者，加干葛二钱。

急黄

卒然发黄，心满气喘，命在顷刻，故名急黄也。有初得病，身体面目即发黄者；有初不知黄，死后始变黄者。此因脾胃本有蓄热，谷气郁蒸，而复为客气热毒所加，故发为是病也。古云：发热心颤者，必发为急黄。

瓜蒂散《广济》 疗急黄。

瓜蒂 赤小豆 丁香 黍米各二七枚 熏陆香 麝香等分，另研 青布二方寸，烧灰

上为细末，白汤下一钱，得下黄水，其黄则定。

～ 消 渴 ～

消渴统论

消渴病有三：一渴而饮水多，小便数，有脂如麸片，甜者是消渴也。二吃食多，不甚渴，小便少，似有油而数者，是消中也。三渴饮水不能多，但腿肿脚先瘦小，阴痿弱，数小便者，是肾消也。《古今录验》

消渴大禁有三：一饮酒，二房室，三咸食及面，能慎此者，虽不服药，自可无他。不知此者，纵有金丹，亦不可救，慎之，慎之。

李词部曰：消渴之疾，发则小便味甜。按《洪范》云：稼穑作甘。以理推之，淋饧醋酒作脯法，须臾即皆能甜也。入饮食之后，滋味皆甜，积在中焦，若腰肾气盛，则上蒸精气，化入骨髓，其次为脂膏，其次为肌肉，其余则为小便。气臊者，五脏之气；味咸者，润下之味也。若腰肾虚冷，不能蒸化于上，谷气则尽下而为小便，故甘味不变，下多不止，食饮虽多而肌肤枯槁。譬如乳母，谷气上泄，皆为乳汁。消渴疾者，谷气下泄，尽为小便也。又肺为五脏之华盖，若下有暖气上蒸，即润而不渴；若下虚极，即阳气不能升，故肺干而渴。譬如釜中有水，以板盖之，若下有火力，则暖气上腾而板能润；若无火力，则水气不能上，板终不可得而润也。故张仲景云：宜服八味肾气丸，并不可食冷物，及饮冷水，此颇得效，故录正方于后云。

八味肾气丸_{方见肾劳} 服讫后，再服后方以压之。

黄连_{二十分} 麦冬_{十二分} 苦参_{十分} 生地_{七分} 知母_{七分} 牡蛎_{七分} 栝楼根_{七分}

为末，牛乳为丸，桐子大，曝干，浆水或牛乳下二十丸，日再服。病甚者，瘥后须服一载以上，即永绝病根。一方有人参五两。以上见《本事方》。

又疗消渴、口苦舌干方。

麦冬_{五两} 花粉_{三两} 乌梅_{十个，去核} 小麦_{三合} 茅根 竹茹_{各一升}

水九升，煎取三升，去滓，分四五服。细细含咽。

疗饮水不消小便中如脂方。_{崔氏}

黄连 栝楼根_{各五两，为末}

生地汁和，并手丸如桐子大，每食后，牛乳下五十丸，日二服。一方用生瓜蒌汁、生地汁、羊乳汁，和黄连任多少，众手捻为丸，如桐子大，麦冬饮服三十丸，渐加至四十五丸。轻者三日愈，重者五日愈，名羊乳丸。

麦冬饮子 治膈消胸满，烦心短气。

人参 茯神 麦冬 知母 五味子 生地 生甘草 葛根 栝楼根

上等分，㕮咀，每服五钱，水二盏，竹叶十四片，煎至七分，去滓，温服。

河间云：心移热于肺为膈消。膈消者，心肺有热，胸满烦心，津液燥少，短气，久则引饮为消渴也。麦冬饮子主之。

麦冬丸 消渴之人，愈与不愈，常须虑有大痈，以其内热而小便数故也。小便数则津液竭，津液竭则经络涩，经络涩则营卫不行，营卫不行则热气留滞，必于大骨节间发痈疽而卒。当预备此药，除肠胃实热，兼服消渴方。

麦冬　茯苓　黄芩　石膏　玉竹各八分　人参　龙胆草各六分　升麻四分　枳实五分　生姜　栝楼根各十分　枸杞根

为末，蜜丸桐子大，茅根粟米汁下十丸，日二服。若渴，则与后药。

栝楼根　生姜　麦冬汁　芦根各三升

水一斗，煮取三升，分三服。

冬瓜饮子　治消渴，能食，小便如脂麸片，日夜无度。

冬瓜一个，割开去穰，入黄连末十两，仍将顶盖好，热灰中煨熟，去皮细切，研烂，用布取汁，每服一盏，日三夜二服。

葶苈丸　疗消渴成水病浮肿方。

甜葶苈隔纸炒　栝楼根　杏仁麸炒黄　汉防己各一两

为末，蜜丸桐子大，每服三十丸，茯苓汤下，日三。

白术散　治诸病烦渴，津液内耗，不问阴阳，皆可服之，大能止渴生津。

干葛二两　白术　人参　茯苓　炙草　藿香　木香各一两

为粗末，每三钱，水一盏半，煎至一盏，温服。

猪肚丸　治消渴。

猪肚一具，洗净　黄连　白粱米各五两　花粉　茯神各四两　知母三两　麦冬二两

上六味为末，内猪肚中缝密，置甑①中蒸极烂，乘热入药臼中捣为丸。若硬，加蜜丸梧子大，每服三十丸，加至五十丸，口二。

————————

① 甑（zèng 赠）：古代炊具，底部有许多小孔，放在鬲上蒸食物。

～ 水 病 ～

风水

水为风激而上行也。其脉浮而洪，其症骨节疼痛，恶风，面目四肢皆肿，是宜驱散风气为主，风去则水自下也。

麻黄附子汤

麻黄三两　甘草一两　附子一枚

水七升，先煎麻黄去上沫，内诸药煮取二升半，温服八分，日三。此治风水挟寒之剂

越婢汤

麻黄六两　石膏半斤　生姜三两　大枣十五枚　甘草二两

水六升，先煮麻黄去上沫，内诸药煮取三升，分温三服。此治风水挟热之剂

香薷丸《外台》

干香薷五十斤

细剉，内釜中，以水淹之，出香薷上数寸，煮使气尽，去滓澄清，慢火煎令可丸，丸如梧子大，每服五十丸，日三，稍加之，以小便利为度，无所忌。

薷术丸

干香薷一斤　白术七两

先将白术为末，后浓煎香薷汁和丸，如桐子大，饮服十丸，日夜四五服，利小便良。

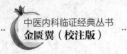

五加皮散《和剂》

五加皮　地骨皮　生姜皮　大腹皮　茯苓皮

以上三方，并苦辛淡利之法。东垣云：风水宜以辛散之，以苦泻之，以淡渗利之，使上下分消其湿。

皮水

从肺闭得之，盖肺主诸气而行水道，肺闭则水不下行而泛滥皮肤，状与风水相似，但不恶风为异。

防己茯苓汤

防己　黄芪　桂枝各三两　茯苓六两　甘草二两

水六升，煮取三升，分温服。

崔氏疗大腹水肿，上气，小便赤涩，颈脉动，不得卧方。

苦葶苈五两，炒黑色　杏仁二两，炒令色黄　大枣四十枚，饭上蒸去皮核

先捣葶苈一百杵，再另捣杏仁三百杵，总和枣膏捣烂，丸如枣核大，空心服八丸。日晚食消，更服五丸，米饮下。三日后平旦服五丸，晚服三丸。

葶苈散《圣济》　治十种水气，百方不愈，面目四肢俱肿，气息喘急，眠卧不安，小便渐涩，腹胀气闷，水不入口，命垂绝者。

椒目微炒，三两　猪苓　泽泻四两　牵牛　苦葶苈炒，六两

加姜、葱煎三钱，酒半钟冲服。良久，吃葱白粥一碗，酒一钟，面东热服，百日消尽。

白前汤

白前二两　紫菀二两　半夏五合　泽漆根三两

水一斗，内药志水痕后，加水七升，微火煎令至痕边，去滓，内药六种。

白术二两　吴茱萸五合　桂心三两　人参一两　干姜一两
瓜蒌五合

微火煎取三升，分三服，小便当利，或溏下，勿怪，气即降，肿即减。

海藻散　治男子妇人通身浮肿，喘闷不便。

海藻　大戟　大黄　续随子去壳，各一两

剉碎，好酒二盏，净碗内浸一宿，取出晒干，后用：

白牵牛头末一两　滑石半两　甘遂麸炒黄，一两　青皮去白
橘红各半两　肉豆蔻一个

共前药一处为细末，每服二钱，平明淡茶清调下，至辰时取下水二三行，肿减五六分，隔二三日，平明又一服，肿消，忌盐、鱼肉百日。小儿只用一钱，五岁以下用半钱，孕妇不可服。

石水

从膀胱不利得之。四肢瘦，腹大肿，是其症也。王太仆云：下焦为分注之所，气窒不利，则溢而为水也。亦名里水，其根在少腹是也。

鲤鱼泽漆汤

鲤鱼重五斤者一头，以水二斗，煮汁去鱼　泽漆五两　茯苓三两
桑白皮三升　泽泻五两

将后四味，内鱼汁中，煮取四升，去渣，分四服，小便

当利，渐①消也。忌酢物。《千金翼》有赤小豆、甘草、麦冬、人参、生姜。一方无泽漆，有赤小豆、白术、陈皮、葱白。

《千金》疗膀胱石水，腹肿四肢瘦方。

桑白皮六两　射干　茯苓　黄芩各四两　泽泻五两　白术四两　泽漆一升　防己一两　大豆三升

水五斗，先煮大豆取三斗，去滓澄清，取汁一斗，下诸药煮取三升，分温三服。

禹功散　张子和云：病水之人，如长川泛滥，非杯杓可取，必以神禹决水之法治之，故名禹功散。

黑牵牛头末四两　茴香一两，炒为末

每服一二钱，以生姜自然汁调下，当转下气也。

肾水

肾为水脏，而元阳寓焉。肾虚阳弱，水无所制而泛滥，肢体浮肿，咳嗽喘急，腰重足冷，小便不利，或因脾胃虚弱，治失其宜，元气复伤而变症者，非《金匮》加减肾气丸不效。

《金匮》肾气丸

白茯苓三两　附子五钱　牛膝　官桂　泽泻　车前　山萸肉　山药　丹皮各一两　熟地四两

为末，和地黄膏炼蜜丸桐子大，每服七八十丸，空心白汤下。

---

① 渐：医学大成本此前有"肿"。

妇人水病①

先经断后病水，名曰血分，此病难治。先病水后经水断，名曰水分，此病易治。何以故？去水其经自下。《金匮》

调荣饮 治瘀血凝滞，血化为水，四肢浮肿，皮血赤纹，名血分。

蓬术 川药 当归 元胡索 槟榔 陈皮 赤芍 桑皮炒 大腹皮 赤茯苓 葶苈 瞿麦各一钱 大黄一钱五分 细辛 官桂 甘草炙，各五分

姜枣水煎服。

～ 胀 满 ～

胀满统论

二阴一阳发病，善胀，心满善噫者，肾胆同逆，三焦不行，气蓄于上也。

三阳盛入于阴，病膜胀②而头痛，言三阳之邪盛也，盛则满，满则溢，而入于阴之分矣。夫头为阳，腹为阴，阴病故腹胀满也。

---

① 妇人水病：此节内容赵本、医学大成本无，据文瑞楼本补。

② 膜（chēn 琛）胀：指胸膈或上腹部胀满不适。

有所堕坠，恶血留内，腹中满胀，不得前后，此上伤厥阴之脉，下伤少阴之络。腹胀属脾胃者，则饮食少；属他脏腑者，则饮食如常。其胀在皮肤孙络之间者，饮食亦如常；其在肠胃肓膜之间者，则饮食亦少。其气①壅塞于五脏，则气促急不食而病危矣。是故病在表者易治，在腑者难治，入脏者不治。

腹胀满气不通者，加厚朴以破滞气，腹中埊②闷。此非腹胀满，乃散而不收，可加芍药收之。是知气急③而胀，宜厚朴以散之④。气散而胀，宜芍药以收之。

脾胀

湿气归脾，壅塞不行，其脉濡，其体重，其小⑤便不利，大便溏而不畅。经云：诸湿肿满，皆属于脾。又土郁之发，民病心腹胀，跗肿是也。又脾土受湿，不能制水，水渍于肠胃而溢于皮肤，辘辘有声，怔忡喘息，即为水胀是也。

小温中丸　治脾虚肝实，不能运化，不可下之。

陈皮　半夏　神曲　茯苓各一两　白术二两　生香附　针砂醋炒红，各一两五钱　苦参炒　川连炒　厚朴各半两　甘草三钱

为末，醋水各一盏，打糊为丸桐子大，每服七八十丸。

白术六钱　陈皮一钱　生姜一片

煎汤吞下。虚甚加人参一钱。病轻者服此丸六七两，小

---

① 气：文瑞楼本此后有"亦"。
② 埊（bèn 笨）：聚集。
③ 急：文瑞楼本作"结"。
④ 以散之：赵本、医学大成本无，据文瑞楼本补。
⑤ 小：赵本、医学大成本无，据文瑞楼本补。

便即长，病甚者服一斤后，小便如常。

胃苓汤 和脾胃，去湿消胀。

苍术　厚朴_{姜汁炒}　陈皮　白术　茯苓_{各一钱}　泽泻　猪苓_{各一钱}　甘草_{六分}　官桂_{五分}

加姜煎。

禹余粮丸《三因》 许学士、朱丹溪云：此乃治膨胀之要药。

蛇含石_{大者}，三两，置新铁铫上，入炭火中，烧与铫子一般红，倾入醋中，候冷取出，研极细　禹余粮石_{三两}　真针砂_{五两}，淘净炒干，入余粮一处，用米醋二升，铜器内煮干为度。置铫上入炭火中烧红，倾净砖上，候冷研极细

以上三物为主，其次量人虚实，加入下项：

羌活　木香　茯苓　川芎　牛膝_{酒浸}　桂心　白蔻_炒　茴香_炒　蓬术　附子　青皮　京三棱_炮　白蒺藜　当归_{酒浸，各半两}

为末，入前末拌匀，以汤浸蒸饼，揉去水，和药再杵极匀，丸如桐子大，空心温酒，白汤下三十丸，至五十丸。最忌盐，一毫不可入口，否则发疾愈甚。但试服药，即于小便内旋去，不动脏腑，病去，日二三服。兼以温和调补气血药助之，真神方也。

肝胀

怒动肝火，逆于中焦，其症口苦，脉弦，胁及小腹胀满或痛，发则身热，气逆是也。

左金丸

黄连_{六两}　吴茱萸_{一两}

粥为丸，椒目大，每服三十丸，白汤下。

按：《缪刺论》谓有所堕坠，恶血留内，腹中满胀，不得前后，先饮利药。此上伤厥阴之脉，下伤少阴之络，是火逆之外，又有血滞一症，火无形，以苦辛平之，血有形，故以利药行之。

新定

赤芍　生地　归尾　桃仁各一钱　红花　香附童便浸，二钱　大黄酒浸，一钱半①　丹皮　青皮醋炒，各八分

膜胀 即气胀

胸膈胀满也。经云：浊气在上，则生䐜胀是也，宜升清降浊。盖清不升则浊不降也。又七情郁结，气道壅隔，上不得降，下不得升，腹大而四肢瘦削，即气胀也。

木香顺气汤

木香　苍术②　草蔻③　青皮　益智仁　陈皮　泽泻　茯苓　半夏　干姜　吴茱萸各一④分　升麻　柴胡各一钱　厚朴四分　人参　当归各五分

水二盏，煎一盏，食前温服。

通幽汤　东垣云：浊阴本归六腑而出下窍，今在上，是浊气反行清道，气乱于中，则胀作矣。治在幽门，泄其阴，润其燥，使幽门通利，大便不闭，则浊阴得归下地，膜胀腹满俱去矣。

---

①　半：文瑞楼本作"五分"。
②　苍术：文瑞楼本此后有"各三分"。
③　草蔻：赵本、医学大成本无，据文瑞楼补。
④　一：文瑞楼本作"二"。

当归　升麻　桃仁　红花　甘草_{炙，各一钱}　生地　熟地_各
五分

一方加枳壳五分。本方加大黄、麻仁，名当归润肠汤，
治同。

血胀

污血成积，石瘕之属也。经云：石瘕生于胞中，寒气客
于子门，子门闭塞，气不得通，恶血当泻不泻，衃^①以留止，
日以益大，如怀子状，可导而下。

经验桃奴丸

桃奴　延胡索　豭鼠粪^②　香附　官桂　砂仁　五灵脂
桃仁_{去皮尖，各等分}

为末，每服三钱，温酒调下。

鸡矢醴散《宣明》

大黄　桃仁_{去皮尖}　干鸡屎_{各等分}

为末，每服二钱，水一盏，姜三片，煎汤调下。

夺命丹　治瘀血入胞衣，胀满难下。服此血即消，胞衣
自下。

炮附子_{半两}　牡丹皮_{一两}　干漆_{一两，碎之，炒令烟尽}

为末，醋一升，大黄末一两，同熬成膏，和匀丸如桐子
大，温酒下五七丸。

食胀_{一名谷胀}

饮食过节，停滞中焦，其症吞酸嗳气，恶闻食臭，得食

---

① 衃（pēi 胚）：瘀血。
② 豭（jiā 佳）鼠粪：雄鼠粪，两头尖，具有导浊行滞，清热通瘀。

则益甚。经云：饮食不节，起居不时者，阴受之。阴受之则入五脏，入五脏则膜满闭塞是也。是宜消而去之，甚则下之，所谓中满者，泻之于内也。

枳实导滞丸

大黄一两　枳实麸炒　黄芩　黄连俱酒炒　焦神曲各五钱
白术土炒　茯苓二钱　泽泻二钱

为末，蒸饼为丸。

人参丸《外台》　疗久心腹痛胀，痰饮不下食。

人参　白术　枳实各六分　厚朴　青木香　大黄　槟榔各六分　茯苓八分　橘皮五分

蜜丸桐子大，生姜、大枣煎汤，送下二十丸，日二服，渐加至三十丸。

无碍丸　治脾病①横流，四肢胀满。

木香五钱　京三棱炮　蓬莪术炮　槟榔　郁李仁汤浸去皮，各一两　大腹皮二两

为末，炒麦芽粉糊丸，桐子大，每服二十丸，生姜汤下。

热胀

热聚于里，口干便闭。经云：诸腹胀大，皆属于热是也。

枳壳剉散　治热症胀满。

厚朴　枳壳　桔梗各半两　炙草一钱　大黄蒸，三钱

剉，每服三钱，姜五片，枣二枚，乌梅一枚，煎服。

愚按：热胀有二，假令外伤风寒有余之邪，自表入

———————

① 病：医学大成本作"水"。

里，寒变为热，而作胃实腹满，仲景以大承气下之。亦有膏粱之人，湿热郁积于中，而成胀满者，宜清热导湿，东垣中满分消丸主之。

中满分消丸　治中满热胀，有寒者勿用。

黄芩一两二钱　黄连炒，五钱　姜黄　白术　人参　炙草　猪苓各一钱　茯苓　干姜　砂仁各二钱　枳实　半夏各五钱　厚朴姜制，一两　知母炒，四钱　泽泻　陈皮各三钱

为末，蒸饼为丸，如桐子大，每服百丸，热白汤下，食后，量病人虚实加减。

寒胀

其症有二：有寒气袭表而胀于外者，经云：肤胀者，寒气客于皮肤，鼙鼙①然不坚，腹大，身尽肿，皮厚，以手按其腹，窅②而不起，腹色不变，此其候也。有寒气入里而胀于内者，盖阴气凝聚，久而不散，内攻肠胃，则为寒中胀满泄利之症，经云：脏寒生满病是也。在表者温而散之，在里者温而行之。

温胃汤　治冷则气聚，胀满不下食。

熟附子　当归　厚朴　人参　半夏曲③　橘红　生姜各一两　炙草一两　川椒去合口者，三钱

剉散，每服三钱。

---

① 鼙鼙（kōngkōng 空空）：指肤胀病皮肤厚如鼓皮。
② 窅（yǎo 咬）：深凹，指水肿以手按之不起。
③ 半夏曲：赵本、医学大成本、文瑞楼本均作"半曲"，据温胃汤药物组成补。

木香塌气丸《元戎》

丁香　胡椒各三钱　郁李仁四钱　白丑　枳实各一两　槟榔
木香　蝎尾各半两

为细末，饭丸绿豆大，每服十丸，加至十五丸，姜汤下。

此温行之剂，治单腹胀最妙。若胸胁胀满，一身面目尽
浮，鼻塞咳逆，清涕出，当用小青龙汤二三服，分利其经，
却进消胀药。

实胀

胃气实则胀也。脉大坚，便秘，按之痛。仲景云：腹满
按之痛者为实，可下之。经云：中满者泻之愈①。又云：下
之则胀已是也。

沉香交泰丸　治胀而大便燥结者。

沉香　橘红　白术各二钱　厚朴五钱　吴茱萸　枳实　青皮
木香　茯苓　泽泻　当归各二钱　大黄酒浸，一两

为末，蒸饼为丸，梧子大，每服五十丸，加至七八十丸，
温汤下，微利为度。

四妙丸　治老幼腹胀，血气凝滞，用此宽肠顺气。

商州枳壳厚而绿背者，去穰，四两

分作四份，一用苍术一两同炒，一用莱菔子一两同炒，
一用干漆一两同炒，一用茴香一两同炒②，炒黄后，去四味，
只取枳壳为末，以四味煎汁煮面糊丸，桐子大，每食后，米
饮下五十丸。

---

① 愈：文瑞楼本为"于内"。
② 一用茴香一两同炒：此句文瑞楼本在"一用莱菔子一两同炒"前。

虚胀

中气虚衰，脾胃不健，而三焦痞塞，是为气虚中满。经云：足太阴虚则鼓胀也。其脉软，其色白，其症腹胀，按之不痛，溏泄肠鸣，宜温养阳气为主，塞因塞用也。

参术健脾汤

人参　白术　茯苓　陈皮　半夏　缩砂　厚朴_{姜制，各一钱}

炙草_{三分}

水姜煎服。一方无甘草，有麦芽、山楂，因甘能满中。

～ 积 聚 ～

积聚统论

积者，积累之谓，由渐而成，重而不移。聚者，聚散之谓，作止不常，痛无定所。故曰积者阴气，聚者阳气。

积聚之病，非独痰食气血，即风寒外感，亦能成之。然痰食气血，非得风寒，未必成积。风寒之邪，不遇痰食气血，亦未必成积。经云：卒然多食饮则肠满，起居不节，用力过度，则络脉伤，血溢肠外，与寒相搏，并合凝聚，不得散而成积，此之谓也。经论心肝肾皆有积心曰伏梁，心下坚直，如梁木也；肝曰肥气，胁下气聚如覆杯也；肾曰奔豚，往来上下如豚之奔也。又有伏瘕、疝瘕、瘕聚、血瘕。伏瘕者，伏结于内；疝瘕者，冲痛如疝；瘕聚者，聚散不常；血瘕者，血凝成瘕也。《难经》又补脾肺之积。脾曰痞气，气痞而不运；肺曰息贲，响有声也。巢氏①又有癥瘕之辨，谓其病不动者，癥也；虽有癖而可推移者，瘕也。癥者征也，有形可见也；瘕者假也，假物成形也。张子和又分九积。酒积者，目黄口干；食积者，酸浸心腹；气积者，噫气痞塞；涎积者，咽如拽锯；痰积者，涕唾稠黏；癖积者，两胁刺痛；水积者，足肿胀满；血积者，打扑肭疼；肉积者，赘瘤核疬。各治法详见本方。

许学士云：大抵治积，或以所恶者攻之，所喜者诱之，则易愈。如硇砂、阿魏治肉积，神曲、麦芽治酒积，水蛭、虻虫治血积，木香、槟榔治气积，牵牛、甘遂治水积，雄黄、腻粉治痰积，礞石、巴豆治食积。各从其类也。若用群队之药分其势，则难取效。

肥气

经曰：肝之积，名曰肥气。在左胁下，如覆杯，有头足，久不愈。令人发咳、痎疟，连岁不已。咳，肺病也。积气上攻，至肺则咳，侮所不胜也。痎疟，三日疟也，肝所生病为往来寒热，连岁不已者，积不去则疟亦不已也。

温白丸《局方》　通治五积及十种水气、八种痞气、五种淋疾、九种心痛、七十二种风、三十六种遁尸痊忤、癫痫、翻胃噎塞、胀满不通。

紫菀去苗　菖蒲九节者，去毛　吴茱萸汤洗七次，焙干　柴胡　厚朴姜制，各一两　桔梗去芦　茯苓去皮　皂荚去皮子弦，炙　桂枝　干姜炒　黄连　川椒去目及闭口者，微炒出汗　巴豆去皮膜油　人参

---

① 巢氏：即巢元方。隋代医家，撰有《诸病源候论》。

各半两　川乌炮去皮脐，八钱

为细末，入巴豆研匀，蜜丸桐子大，每服三丸，渐加至
五丸七丸，生姜汤送下，临卧服。有孕忌服。易老云：本方
治肥气，加柴胡、川芎。

鳖甲丸　治肥气体瘦，饮食少思。

鳖甲一枚重四两者洗净，以醋和黄泥固济，背上可厚三分，令干　京
三棱炮，剉　枳壳麸炒黄，各三两　川大黄剉，炒，二两　木香忌火
桃仁去皮尖双仁，用麸炒微黄，细研如膏，一两半

上除鳖甲外，俱捣为细末，后泥一风炉子，上开口，可
安鳖甲，取前药末，并桃仁膏，内鳖甲中，有好米醋二升，
时时旋取入鳖甲内，慢火熬令稠，取出药，却将鳖甲去泥净，
焙干，捣为细末，与前药同和捣为丸，梧子大，每服二十丸，
温酒送下，空心临卧各一服。

伏梁

经曰：心之积，名曰伏梁。起脐上，大如臂，上至心下，
久不愈。令人烦心。心为火脏，心受邪，则火内郁而烦也。
温白丸加石菖蒲、黄连、桃仁。

桃奴散　治伏梁气在心下，结聚不散。

桃奴三两

为末，空心温酒调下一①钱。桃奴，是桃实着树不落，
正月中采者是也。

痞气

经曰：脾之积，名曰痞气。在胃脘，覆大如盘，久不愈，

---

① 一：文瑞楼本作"二"。

令人四肢不收，发黄疸，饮食不为肌肤。脾气行乎四肢，脾气既痞，四肢无以受气，故不收，不收犹不举也。脾色黄而合肉，气痞不运，热郁于中，故黄色外见，而肌肤日削也。温白丸加吴茱萸、干姜。

息贲

经曰：肺之积，名曰息贲。在右胁下，覆大如杯，久不已，令人洒淅寒热，喘咳发肺壅。肺主气而合皮毛，肺郁成积，壅于内者不能卫于外，故洒淅寒热，痹于上者不复降于下，故喘咳发肺壅。壅，痈也。温白丸加人参、紫菀。

奔豚

经曰：肾之积，名曰奔豚。发于少腹，上至心下，若豚状，或上或下，无时，久不已。令人喘逆，骨痿少气。肾为水脏而喜凌心，故上至心下，奔突如豚。肾居下焦而善逆，故令人喘逆。肾合骨而为气之根，故骨痿少气。温白丸加丁香、茯苓、远志。

气积

气滞成积也。凡忧思郁怒，久不得解者，多成此疾。故王宇泰①云：治积之法，理气为先，气既升降，津液流畅，积聚何由而生。丹溪乃谓气无形，不能作聚成积，只一消痰破血为主，误矣。天地间有形之物，每自无中生，何止积聚

————————

① 王宇泰：即王肯堂。字宇泰，明代医家，撰有《证治准绳》等。

也。戴复庵只以一味大七气汤，治一切积聚，其知此道欤。

大七气汤

香附_{一钱半} 青皮 陈皮 桔梗 官桂 藿香 益智 莪术 三棱_{各一钱} 甘草_{七分半}

为末，每服四五钱，姜三斤，枣一枚，水煎服。

肝积肥气，用前汤煎熟待冷，却以铁器烧通红，以药淋之，乘热服。肺积息贲，用前汤加桑皮、半夏、杏仁各五分。心积伏梁，用前汤加石菖蒲、半夏各五分。脾积痞气，用前汤下红丸子。肾积奔豚，用前方倍桂加茴香、炒楝子肉各五分，此《济生方》也。《指迷》有半夏，无三棱。《统旨》有元胡索、姜黄、草蔻，无桔梗。

血积

痛有定处，遇夜则甚，其脉芤涩。妇人产后及跌仆努力者，多有此病。或忧怒伤其内，风寒袭于外，气逆血寒，凝结成积。《内经》云：卒然外中于寒，若内伤于忧怒，则气逆，六输不通，温气不行，凝血蕴里而不散，此之谓也。

加减四物汤_{东垣} 治妇人血积。

熟地 当归 川芎 芍药 肉桂 广皮 三棱 干漆_{炒烟尽，各等分}

为粗末，每服二钱，水煎服。丹溪当归丸，无桂、漆，有神曲、百草霜，酒和丸。

伏瘕

经云：小肠移热于大肠为伏瘕。河间云：大肠热气菀结，津液消耗，腹痛秘涩，槟榔丸主之。

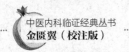

槟榔丸

槟榔　大黄_{剉碎，炒}　枳壳_{麸炒，各二两}　木香　桃仁_{去皮尖，炒}大麻仁_{另研，各一两}

为末，蜜丸桐子大，每服十丸至十五丸，温酒下无时。

石瘕瘕聚

石瘕者，衃血留止，结硬如石，即血瘕也。经云：寒气客于子门，子门闭塞，气不得通，恶血当泻不泻，衃以留止，日以益大，状如怀子，月事不以时下，皆生于女子。可导而下，亦名瘕聚。经云：任脉为病，男子七疝，女子瘕聚。此之谓也。

新定

大黄_{三钱，用酒同三棱、蓬术浸一宿，去棱、术不用，炒}　桃仁_{三十粒，去皮尖，炒}　肉桂_{三钱}　附子_{四钱，炮}　木香_{一钱半}　青皮_{二钱，醋炒}　当归_{五钱}　干漆_{二钱半，炒烟尽}

为末，酒糊丸桐子大，每服五十丸，淡醋汤下，温酒亦可。

米瘕

乾德中，浙江有慎恭道，肌瘦如劳，惟好食米，缺之则流清水，情似忧思。食米顷，顿复如常。众医莫辨。后遇蜀僧道庶，以鸡屎及白米各半合，共炒为末，水一盏调服。良久，病者吐出如米形，遂瘥。其病为米癥是也。

肉积

阿魏丸

阿魏　山楂肉_{各一两}　连翘_{五钱}　黄连_{六钱五分}

上三味为末，以阿魏醋煮为丸，如梧子大，每服五六十丸，食前白汤下。

又方 治肉积虫积，一应难消难化，腹中饱胀疼痛，皆能取效如神，不伤元气。《元珠》名曰积块丸

京三棱 莪术并醋炒 自然铜 蛇含石并醋淬七次，各二钱 雄黄 蜈蚣全用，焙①燥，各一钱二分 木香一钱半 辰砂 沉香各八分 铁花粉用米醋炒，一钱 天竺黄 阿魏 全蝎洗，焙干 芦荟各四钱 冰片五分

上为极细末，用雄猪胆汁炼为丸，如梧子大，每服七八分，重者一钱，五更酒送下，块消即止，不必尽剂，用黑狗胆汁丸亦妙。

通治诸积

《宣明》三棱汤 治癥瘕痃癖，积聚不散，坚满痞胀，饮食不下。

京三棱二两 白术一两 蓬术 当归各半两 槟榔 木香各七钱半

为末，每服三钱，沸汤调下。

《三因》散聚汤 治九气积聚，状如癥瘕，随气上下，发则心腹绞痛，攻刺腰胁，小腹䐜胀，大小便不利。

半夏 槟榔 当归各七钱半 厚朴姜制 枳壳 茯苓 附子炮 川芎 吴茱萸汤炮 炙草各一两 杏仁去皮尖，麸炒 桂心 橘红各二两

---

① 焙：用微火烘。

为末，每服四钱，水一盏，姜三片，煎七分，空心温服。大便不利加大黄。

诸积太仓丸

陈仓米四两

以巴豆二十一粒，去皮①同炒，至米香豆黑，勿令米焦，去豆不用，再入橘红四两，为末，和丸桐子大，姜汤送下五丸，日二。

万病紫菀丸

即温白丸加羌活、独活、防风。

万病感应丸

即温白丸减去川椒，加下药：

羌活　三棱　甘遂　杏仁　防风各一两五钱　威灵仙一两

---

① 皮：文瑞楼本此后有"心"。

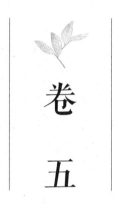

卷

五

头

头痛统论

头，象天，六腑清阳之气，五脏精华之血，皆会于此。然天气所发，六淫之邪，人气所变，五贼之逆，皆能相害。或蔽复其清明，或瘀塞其经络，因与真气相薄而为痛也。因风而痛者，抽掣恶风，有汗而痛。因暑热而痛者，或有汗、或无汗，则皆恶热而痛。因湿而痛者，痛而头重，遇天阴尤甚。因痰饮而痛者，亦头昏重而痛，愦愦欲吐。因寒而痛者，恶寒而脉细急。气虚而痛者，遇劳则痛甚，其脉大。血虚而痛者，善惊惕，其脉芤。

东垣治头痛，大率皆以酒芩、酒连、酒柏加风剂，如清空膏、安神散、清上泻火汤之类，但杂用羌、防、升、柴、藁、蔓等药，殊欠纪律，学者师其意可也，《元珠》茶调散，简要可用。

治头风久痛，须加芎、归、红花少许，非独治风，兼和血止痛也。细茶最能清上风热，久痛以之作引弥佳。东垣、谦甫常用之。

许学士荆芥散，独用荆芥治风，煅石膏治热，何等简要。东垣清空膏诸方，盖师其意而扩充之。

风痰头痛，多兼呕逆眩晕，若用风药，其痰愈逆，其痛益甚。《和剂》玉壶丸，乃是的药。东垣变为白术半夏天麻汤，则兼气虚而言之耳。

肾厥头痛、肝厥头晕，《本事方》论之最详。

玉真丸，硫黄、半夏温降之力弥大，石膏、硝石寒下之能甚长。夫阴气上逆，其来最暴，治以纯阳，必多格柜，故须膏、硝为之佐使，令其相入而不觉其相倾耳。黑锡丹亦见此意。

茸珠丹有二方，一用朱砂、鹿茸二味为丸。盖亦补虚坠浮之意。一用朱砂同草乌、瞿麦、黄药子①火煅，独取朱砂为末作丸。此不特朱砂经火有毒，即草乌之辛散，瞿麦、黄药子之苦降，并已成灰，吹去不用，而顾需其相济，讵可得耶。

搐鼻诸方，《本事》独用辛温，东垣、河间并用辛凉。夫久蓄之风，多化为热，而闭郁之气，非温不通，随病斟酌，从少从多，则贤者之责也。

头风饼子，有用五味②子、全蝎、土狗各七个，醋和作饼者；用南星、川芎等分，同连须葱白捣烂作饼者；有用蓖麻子、乳香者；有用大黄、芒硝，同井底泥捣贴者。然外治之药，无论邪之寒热，并宜辛温开达，徒用苦寒，郁闭益甚，苟非热极，不可轻用。

头痛之因，非止一端，有风、有寒、有湿、有热、有兼气。兼气者，如火与湿合，《内经》所谓少阳司天之政，二之气，其热郁于上，头痛、呕吐、昏愦是也。有火胜水复者，《内经》所云岁金不及，炎火乃行，复则阴厥，且格阳反上行，头脑户痛，延及脑顶，发热是也。有胃实者，经所谓头

① 子：赵本作"之"，据医学大成本、文瑞楼本改。
② 味：文瑞楼本为"倍"。

痛耳鸣，九窍不利，肠胃之所生是也。有肾厥者，经所谓头痛巅疾，下虚上实，过在足少阴巨阳，甚则入肾是也。有心热者，经所谓心烦头痛，病在膈中，过在手巨阳少阴是也。有痰饮者，其病在脾，东垣所谓太阴痰厥，头痛眼黑，呕吐闷乱，亦湿胜也。有内风者，风从火化，其病在肝，不特厥阴之脉，与督脉上会于巅，盖即肝脏冲逆之气，亦能上至巅顶也。又有真气不守，厥而上行，天门真痛，上引泥丸，名真头痛，多不可治。古方云：与黑锡丹，灸百会穴，猛进参、附、乌、沉，或有可生。然天①柱折者，亦难为力矣。

<h3 style="text-align:center">风头痛</h3>

风头痛者，风气客于诸阳，诸阳之脉，皆上于头，风气随经上入，或偏或正，或入脑中，稽而不行，与真气相击则痛。经云：风气循风府而上，则为脑风是也。其挟寒挟热，则随症审而治之。

经验治头痛、风热，痛不可忍者方。《元珠》名茶调散

小川芎一两　香白芷五钱　细芽茶三钱　片黄芩二两，酒拌炒，再拌再炒，如是三次，不可令焦　荆芥穗四钱　薄荷叶三钱

上细末，每服二三钱，茶清调下。一方有菊花、防风、僵蚕。

石膏散

石膏二两，炭火烧，研细末　川芎一两　炙甘草半两

上为末，每服一钱，葱白、好茶同煎汤调下，食后，日二服。

---

① 天：赵本作"夫"，据医学大成本、文瑞楼本改。

一方　决明子作枕，去头风、明目佳。

《本事》白附散　治风寒客于头中，疼痛牵引两目，遂至失明。

白附子一两　麻黄　川乌　南星各半两　全蝎五个　干姜朱砂　麝香各二钱半

上为细末，酒调一匙服，略睡少时效。

三五七散　治风寒入脑，头痛恶寒目眩。

防风二两　茱萸　炮姜　茯苓各一两五钱　细辛　炮附子各七钱五分

上为细末，每服二钱，温酒调下。《局方》

芎辛汤　治风寒湿在脑，头痛眩晕呕吐。

川芎三钱　细辛　白术各一钱半　甘草一钱

上剉作一贴，入生姜五片，芽茶少许，水煎服。《济生》

东垣云：高巅之上，惟风可到，故味之薄者，自地升天者也。所以头痛皆用风药治之。然患痛人，血必不活，而风药最能燥血，故有愈治而愈甚者。此其要尤在养血，不可不审也。

热厥头痛

热厥头痛者，胃热气盛，不能下行也。其证头中热痛，虽严寒犹喜风寒，微来暖处，或见烟火，则痛复作，其脉数或大者是也。

小清空膏

片芩

细切，酒拌匀，晒干为末，茶清调下。

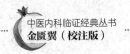
治热厥头痛方。

大黄

酒炒三次，为末，茶清调服。

热气在头，以风药引之，则热弥盛而痛益甚。大黄苦寒泄热，得酒则能上行泄脑热。昔人所谓鸟巢高巅，射而去之是也。茶性清上，故诸头痛药中多加用之。

新定

生地三钱　知母酒炒　黄芩酒炒，各一钱　薄荷　黑山栀甘菊　甘草　荆芥各五分　红花三分

上作一服，水煎食远服。便闭加酒炒大黄一钱五分。

此方治头痛烦热，喜见风寒，稍近烟火，则痛复作，或便闭不通者，往往取效。古法动作辄头重痛，热气潮者属胃。丹溪云：头痛如破，酒炒大黄半两，茶清煎服。

湿热头痛

湿热头痛者，湿与热合，交蒸互郁，其气上行，与清阳之气相搏，则作痛也。东垣云：诸湿热头痛，清空膏主之。又云：湿热在头而头痛者，必用苦吐之，或用搐鼻药。

清空膏　疗风湿热头痛，上壅损目，及脑痛年深不止。

羌活　防风各一两　柴胡七钱　川芎五钱　炙草一两半　黄连一两，炒　黄芩三两，一半酒制，一半炒

上为细末，每服二钱，入茶少许，汤调如膏，抹在口内，少用白汤送下，临卧。

搐鼻散

青黛　石膏　芒硝　郁金　薄荷　牙皂

上为末，搐鼻。东垣白芷散，有白芷，无牙皂、青黛。

又头重如山者，湿气在头也，用红豆散。

红豆十粒　麻黄　瓜蒂各五分　连翘　羌活各三钱，烧

上为末，搐鼻。

透顶散《本事》

细辛表白者，三茎　瓜蒂七个　丁香三粒　糯米七粒　冰片
麝香各一黑豆大

上为极细末，每一大豆许，患人随左右搐之。良久，出
涎一升许则安。此药性味，视前搐鼻散稍温也，当随证审而
用之。

子和神芎丸　治湿热壅滞头目，赤肿疼痛，大小便闭涩。

大黄　黄芩各二两　牵牛生　滑石各四两　黄连　薄荷叶
川芎各半两

上为末，滴水为丸，梧子大，每服五十丸，食后温水送下。

寒湿头痛

头痛由于湿热上壅者颇多，然亦有因寒湿者。《金匮》
所云：头痛鼻塞而烦，其脉大，自能饮食，腹中和无病，病
在头中寒湿，故鼻塞，纳药鼻中则愈。愚以为《本事》透顶
散，正治寒湿头痛之剂，否则丁香、细辛，治湿热头痛，无
乃以火救火欤。

痰厥头痛

痰厥头痛者，病从脾而之胃也。夫脾主为胃行其津液者
也，脾病则胃中津液不得宣行，积而为痰，随阳明之经，上
攻头脑而作痛也。其证头重闷乱，眩晕不休，兀兀欲吐者
是也。

半夏白术天麻汤　治太阴痰厥头痛，眼黑头旋，恶心烦乱，肢冷身重。

半夏　陈皮去白　麦芽各七钱半　神曲　白术五钱，炒　黄芩炙　苍术米泔浸　天麻　茯苓　人参　泽泻各五钱半　黄柏二分，酒洗①　干姜三分

稍热服，食前。一方加生姜一片。

《外台》云：头痛非冷非风，此膈有痰也。浓煎茶，啜一二升探吐之，吐已复吐，候苦汁出乃止，不损人，待渴自止妙。

茶调散子和

瓜蒂、好茶二味，等分为末，每二钱，齑汁调，空心服之取吐。

半夏茯苓汤　治热痰呕逆头痛。

半夏二钱　赤苓一钱　陈皮去白　甘草各五分　黄芩五分　生姜三片

煎作一服。

头痛连眼痛，此风痰上攻，用雨前茶、川芎、白芷、防风、天台乌药、细辛、当归为末，汤调服。

防风饮子　疗风痰气，发即头旋，呕吐不食。

防风　人参　橘皮各二两　白术　茯苓各三两　生姜四两

上剉碎，以水六升，煮取三升，去滓，分温四服，一日服尽。忌醋、桃、李、雀肉、蒜、面。

《直指方》云：二陈汤加荆芥，治头风，兼治痰壅、酒壅。又云：头风证眉棱耳角俱痛，投以风药不效，投以痰药收

---

① 酒洗：赵本、医学大成本无，据文瑞楼本补。

功，眼目赤肿，羞明而痛，与之凉剂弗瘳，与之痰剂获愈也。

玉壶丸 治风痰吐逆，头痛目眩，胸膈烦满，饮食不下，及咳嗽痰盛，呕吐涎沫。

天南星_生 半夏_{各一两半} 天麻_{半两} 头白面_{三两}

上①为细末，滴水为丸，梧子大，每服三十丸。用水一大盏，先煎令沸，下药五七沸，候药浮即熟，漉出放温，别用生姜汤下，不计时。一方有白术五钱，雄黄水飞三钱半。

东垣壮岁，病头痛，每发时，两颊尽黄，眩晕，目不欲开，懒于言语，身体沉重，兀兀欲吐，数日方退。洁古老人曰：此厥阴太阴合而为病，名曰风痰。以《局方》玉壶丸，加雄黄、白术治之。

芎辛导痰汤 治痰厥头痛。

川芎 细辛 南星 陈皮_{去白} 茯苓_{各一钱半} 半夏_{二钱}
枳实 甘草_{各一钱}

上作一服，水二钟，姜七片，煎至一钟，食后服。

此导痰汤加川芎、细辛为引，使上行也。方殊简要。

肾虚头痛

肾虚头痛者，肾阴不足，虚阳无附而上攻。《素问》所谓头痛巅疾，下虚上实，过在足少阴巨阳。许学士谓之肾厥头痛是也。

玉真丸 治肾气不足，气逆上行，头痛不可忍，谓之肾厥。其脉举之则弦，按之则坚。

硫黄_{二两} 石膏_{煅通赤，研} 半夏 硝石_{各一两，研}

---

① 上：赵本作"石"，据医学大成本、文瑞楼本改。

上为细末，研匀，生姜汁和丸桐子大，阴干，每服二十丸，姜汤或米饮下。更灸关元百壮良。虚寒者去石膏，加钟乳粉一两。

黑锡丹《局方》　治脾元久冷，上实下虚，胸中痰饮，或上攻头目，及奔豚上气，两胁膨胀，五种水气，脚气上攻，或卒暴中风，痰潮上膈，并阴阳气不升降等症①。

沉香　附子　胡芦巴　肉桂各半两　茴香　破故纸　肉豆蔻　金铃子　木香各一两　黑锡　硫黄与黑锡结砂子，各二两

上为末，同研，酒煮面糊为丸，如梧子大，阴干。以布袋擦令光莹，每服四十丸，空心姜盐汤送下。一方有阳起石半两，巴戟一两。

肝厥头痛

肝厥头痛者，肝火厥逆，上攻头脑也。其痛必在巅顶，以肝之脉与督脉会于巅故也。虽太阳之脉，亦上额交巅，然太阳头痛，必恶风寒，而厥阴头痛，必多眩晕，或厥逆抽掣也。

龙荟丸方见厥晕　加甘菊、羚羊角，气实便坚者用之；虚者宜生地、羚羊角、甘菊、麦冬之类滋之清之，使肝柔则厥自已②。

抑青丸
黄连一味，吴茱萸汤浸一宿，为末粥丸。

---

① 《局方》……等症：赵本、医学大成本无，据文瑞楼本补。
② 已：文瑞楼本后有"实体可用大苦大寒以泄降木火，而虚者当和其阴而厥阳自降矣"。

泻青丸①

当归去芦，焙　龙胆草　川芎　栀子　川大黄煨　羌活
防风去芦，各等分

上为末，炼蜜丸鸡豆大，每服一丸，竹叶汤同砂糖温水
化下。

食积头痛

食积头痛者，食气上攻，胃气不清也。子和云：邪在胃
而头痛者，必下之。其证必兼痞膈咽酸，噫败卵臭，或饱食
则痛甚，其脉右手滑盛者是也。

馆职张学士，嗜酒散诞，忽头痛发热，医作伤寒治之愈
甚，孙兆脉之，右手脉甚数，左手脉平和，曰：此疾非伤寒，
学士好酒唼食所伤也。遂用食药五七丸，经食久，膈渐宽，
痛遂减，再进利膈药，遂获安。

红丸子方见饮食门

治中汤　即理中汤加青皮、陈皮等分。

血虚头痛

血虚头痛者，血虚脉空，自鱼尾上攻头痛者是也。产后
多有此证。鱼尾，眉尖后近发际是。鱼尾在眉梢后陷中，即丝竹空
穴是也

川芎当归汤②

川芎　当归等分

---

①　丸：文瑞楼本后有"此苦寒以泻肝火而佐以疏风养血，因木喜调
达，且为藏血之所也，升降并用，补泻兼施，是为平肝之法"。

②　汤：文瑞楼本后有"芎归辛温为阴中之阳，以和营气也"。

为细末，每服二钱，水煎温服。

一方　川芎半两为末，每服二钱，腊茶调下甚效。

一方　当归一两，酒一升，煮取六合，饮至醉，效。

一方　四物汤加甘菊、薄荷①。

新定

生地二钱　当归一钱　蔓荆五分　黄芩一钱，酒炒　白芍一钱，
酒炒　炙草三分　甘菊七分　川芎五分②

气虚头痛

气虚头痛者，清阳气虚，不能上升也。其脉必弦微，其证必倦怠气短，恶风寒，不能食。

罗太无③云：参谋柏仲实年六十余，二月间患头痛不可忍，邀往视之。其人云：近在燕京，患头昏闷微痛，医作伤寒治之，汗出后，痛转加。复汗解，痛益甚，遂归。每召医，用药雷同。到今痛甚不得安卧，恶风寒而不喜食饮，诊其脉，弦微而细，气短而促，懒言语。《内经》曰：春气者病在头。今年高气弱，清气不能上升头面，故昏闷。此病本无表邪，因发汗数四，清阳之气愈亏，不能上荣，亦不能外固，所以头苦痛，而恶风寒，不喜饮食，气弱而短，宜升阳补气，头痛自愈。

---

①　荷：文瑞楼本后有"四物养血，加入二味以散风热，是补中有泄也"。

②　分：文瑞楼本后有"此方意亦同前，而疏风泄热之力较胜，是补泄兼行之法"。

③　罗太无：即罗知悌，号太无，宋末元初医家，撰有《罗太无先生口授三法》。

黄芪一钱半　人参一钱　白术　当归　白芍各五分　陈皮
炙草　升麻　柴胡　蔓荆各三分　川芎　细辛各二分

上㕮咀，作一服，水煎食后温服，减半，再服愈。

新定

人参　黄芪　白术各一钱　甘草五分　当归　陈皮各七分
升麻二分　蔓荆　细茶各八分　白芍一钱

上作一服，水煎①。

偏头痛

偏头痛者，由风邪客于阳经，其经偏虚者，邪气凑于一
边，痛连额角，久而不已，故谓之偏头痛也。

王荆公②患偏头痛，裕陵传禁中秘方，用生莱菔汁一蚬
壳，仰卧注鼻中，左痛注右，右痛注左，或两鼻皆注亦可，
数十年患，皆一注而愈。

一妇人患偏头痛，一边鼻塞不闻香臭，常流清涕，或作
臭气一阵，遍治头痛药皆不效。

一医教服芎犀丸，不十数服，忽然嚏，突出一铤稠脓，
其疾遂愈。

芎犀丸　此方兼祛风清热之长，而得参、胶等安定气血，
虽虚人亦可用之。安内攘外，并行不悖也③。

---

①　煎：文瑞楼本后有"此即前方除去柴胡、细辛、川芎，加入细茶
之苦降，不欲其升散过甚也"。

②　王荆公：即王安石。别称王荆公，北宋著名思想家、政治家、文
学家、改革家。

③　也：文瑞楼本后有"此方尤妙在龙脑一味辛温之性，芳香透达以
开郁滞，引领诸药直入病所，故取效自捷也"。

川芎　朱砂_{水飞，内一两为衣}　石膏　龙脑_{各四两}　人参　茯苓　炙草　细辛_{各二两}　生犀角　栀子_{各一两}　阿胶_{炒，一两半}　麦冬_{三两，去心}

上为细末，蜜丸弹子大，每服一丸，食后细嚼，茶酒任下。

节斋云：久病头风，略感风寒，便发寒热，头须重绵厚帕包裹者，此属本热而标寒，世人不识，悉用辛温散之。轻时得效，误认为寒，殊不知其本有郁热，毛窍常疏，故风易入，外寒束其内热，闭逆而为痛。辛热之药，虽能开通闭逆，散其表之寒邪，然以热济热，病本益深，恶寒愈甚矣。惟当泻火凉血，而佐以辛温散表之剂，以从法治之，则病可愈而根可除也。

雷头风

雷头风者，头痛而起核块，或头中如雷之鸣。盖为邪风所客，风动则有声也。亦有因痰热者，盖痰生热，热生风也。其法轻则散之，甚则吐之下之。

_{新定}消风散热方

薄荷_{七分}　连翘　黄芩　黑山栀　犀角　荆芥　牛蒡子_{各一钱}　桔梗　甘草_{各五分}

上作一服，水煎。

二仙散　子和云：雷头风，每用此药吐之，次用神芎丸下之，一名茶调散。

瓜蒂　好茶_{等分}

上为末，每二钱，齑汁调，空心服之，取吐。

神芎丸_{方见湿热头痛门}

治痰火上升，壅于气道，兼乎风火，头中痛而有声，轻如蝉鸣，重如雷响。

半夏一两，牙皂姜汁煮　大黄酒浸透，湿纸包煨，再浸再煨三次，二两
天虫　连翘　橘红　桔梗　天麻各五钱　片芩七钱，酒炒　薄荷
叶三钱　香白芷　青礞石　粉草各一钱

上为末，水浸蒸饼丸，如绿豆大，食后临卧，茶吞二钱，
以痰利为度。然后用清痰降火，煎药调理。

大头痛

大头痛者，头痛而肿大如斗，乃天行疫疠病也。

普济消毒饮子

黄芩酒炒　川连各一两，酒炒　薄荷一钱　橘红二钱　元参二钱
甘草二钱，生　连翘一钱　鼠黏子一钱　板蓝根一钱　马勃一钱
天虫炒，七分　升麻七分　柴胡　桔梗各二钱

上共为细末，用汤调，时时服。或拌蜜丸嚼化，或加防
风、薄荷、川芎、当归，咬咀，如麻豆大，每服五钱，水煎去
渣，热服之。食后时时服之，如大便硬，加酒煨大黄一钱，或
二钱以利之。肿热甚者，宜砭刺之。一方无薄荷，有人参三钱。

东垣监济源税时，长夏多疫疠病，初觉憎寒体重，次传
头面肿盛，目不能开，上气喘急，咽喉不利，舌干口燥，欲
云大头天行，亲戚不相访问，传染多死。张县丞亦患此，医
以承气汤加蓝根，下之稍缓。翌日其病如故，下之又缓，莫
能愈，渐至危笃。东垣诊之，谓曰：夫身半以上，天之气也，
身半以下，地之气也，此邪客于心肺之间，上攻头目而肿痛，
反以承气下之，泻胃中之实热，是诛伐无过也。夫安知适其
病所为故哉，遂处方。用黄连、黄芩味苦寒，泻心肺间热以
为君，元参咸微寒，甘草甘寒，泻火补气以为臣，连翘、鼠

黏子、薄荷苦①辛平，板蓝根味甘寒，马勃、白僵蚕味苦平，散肿消毒，定喘以为佐，升麻、柴胡苦平，行少阳、阳明二经，使气得升，桔梗味苦辛温，为舟楫不令下行，服之良愈。乃施其方，全活甚众，名普济消毒饮子②。

又方　治大头疫如神。《元珠》

贯众三钱　葛根二钱　甘草一钱半　白僵蚕炒，一钱

水煎服极佳，加黑豆三钱尤妙。

又方　用井底泥调大黄、芒硝涂之。《元珠》

头面肿，多是少阳、阳明二经之火上壅，热极而生风也。故肿每在两颊车及耳前后，当用清降二法。方用：

僵蚕　花粉　酒芩　酒连　牛蒡　甘草　柴胡各一钱　贝母元参　桔梗　枳壳各八分　连翘　石膏各三钱　升麻一钱　葱白三根　姜三片　竹叶二十片

食后缓缓服，便闭加酒煨大黄一钱。《元珠》

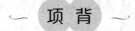

项　背

项背痛

《本事方》云：一亲患项筋痛，连及背胛不可转，服诸风药皆不效。余尝忆及《千金》有肾气攻背，椒附丸，予强

---

①　苦：赵本、医学大成本无，据文瑞楼本补。
②　名普济消毒饮子：此下至"项背痛"一节前，赵本、医学大成本无，据文瑞楼本补。

与之两服，顿瘥。自后与人皆有验。盖肾气自腰夹脊，上至曹溪①，然后入泥丸宫，曹溪一穴，非精于搬运者不能透，今逆行至此不得通，用椒以引归经，则安矣。

椒附丸

大附一枚，六钱以上者，炮去皮脐，末之

上每末二大钱，好川椒二十粒，用白面填满，水一盏半，生姜七片，同煎至七分，去椒，入盐，通口空心服。

回头散　治头项强急筋痛，或剉枕转项不得者，乌药顺气散加羌活、独活、木瓜。

顺气散②

乌药　橘红各二钱　麻黄　川芎　白芷　桔梗　枳壳各一钱，炒　天虫炒　炮姜　炙草五分

加姜、葱煎。

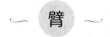

臂

臂痛③

臂痛有痰，有虚，有气血凝滞，各随症治之。

《指迷》茯苓丸　治中脘留伏痰饮，臂痛难举，手足不得

---

①　曹溪：穴位名，风府的别名。

②　散：文瑞楼本后有"此太阳升散之法，以太阳行身之背也，加气药以通经气"。

③　臂痛：文瑞楼本后有"与臂痹门参看"。

转移，此治痰之第一方也。

半夏二两　茯苓一两　枳壳去穰，麸炒，半两　风化朴硝二钱五分①

上为末，姜汁面糊丸，如梧子大，每服三十丸，姜汤下②。

十味剉散方见痹症门　治中风血虚臂痛，举动难支。

附子　黄芪　当归　白芍各一钱　川芎　防风　白术　茯苓　肉桂各七分　熟地酒浸，焙干二钱

上水二钟，姜三片，枣二枚，食后临卧服③。

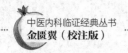

眩 晕

《鸡峰》云：夫风眩之病，起于心气不足，胸中蓄热而实，故有头风面热之所为也。痰热相感而动风，风与心火相乱则闷瞀，故谓之风眩闷瞀也。又云：头风目眩者，由血气虚，风邪入脑，而牵引目系故也。五脏六腑之精，皆上注于目，血气与脉并上为目系属于脑，后出于项中，血脉若虚，则为风邪所伤，入脑则转，而目系急，故成眩也。诊其脉洪大而长者，风眩也。

---

① 分：文瑞楼本后有"时珍云：风化硝甘缓轻浮，故治上焦心肺痰热，而不泄利"。

② 下：文瑞楼本后有"徐洄溪云：方极和平而义精效速，方内半夏宜生研澄粉用。按：方内半夏一两，茯苓二两，照徐氏《兰台轨范》本为是"。

③ 附子……食后临卧服：赵本、医学大成本无，据文瑞楼本补。

按：眩晕虽为风病，而有内外之分。《鸡峰》所谓痰
热相感而动风者，风自内生者也。血气虚风邪入脑者，
风从外入者也。内风多从热化，引之则弥盛。外风多从
虚入，清之则转加。二者不可不辨也。

《素问》云：头痛巅疾，下虚上实，过在足少阴巨阳，
甚则入肾，徇蒙招尤，目暝耳聋，下实上虚，过在足少阳厥
阴，甚则入肝。下虚者，肾虚也，故肾虚则头痛；上虚者，
肝虚也，故肝虚则头晕。徇蒙者，如以物蒙其首，招摇不定，
目暝耳聋，皆晕之状也。

高鼓峰云：肾阴不足，三阳之焰，震耀于当前，中土虚
衰，下逆之光，上薄于巅顶，阴虚而眩者，目中时见火光，
土虚而眩者，必兼恶心呕吐也。

按：中土虚衰，不能下荫真阳，则上乘清道，所谓
上入之光也。然亦有中虚肝气动而晕者，如土薄则木摇
也。大抵眩晕多从肝出，故有肝虚头晕，肾虚头痛之说，
虽亦有肝病头痛者，要未有眩晕而不兼肝者也。

《圣济总录》云：风头旋者，以气虚怯，所禀不充，阳
气不能上至于脑，风邪易入，与气相鼓，致头旋而晕也。亦
有胸膈之上，痰水结聚，复犯大寒，阴气逆上，风痰相聚而
结，上冲于头，亦令头旋，治当用人参丸、祛痰丸之类者也。

风虚眩晕之方

守中丸　治风虚头眩脑转，目系急，忽然倒仆。

人参　白术　甘菊　枸杞子　山药各二两　白茯苓十两，去皮　麦冬三两　生地黄二十斤，绞取汁

上为细末，先用生地黄汁于银器内，入酥三两，白蜜三两，同煎，逐旋掠取汁上金花令尽，得五升许，于银器内拌炒前七味药，渐渐令干，入白蜜同捣数千杵，丸如梧子大，每服五十丸，空心温酒送下。服百日后，五脏充满，肌肤滑泽。此药须择四季旺相日，或甲子日修合，亦名五芝地仙金髓丸。

防风饮子方见痰厥头痛[①]

《本事》治风眩头晕，川芎散。

山萸肉一两　山药　人参　甘菊花　小川芎　茯神各半两

上为细末，每服二钱，酒调下，不拘时，日三服。

肝厥头晕之方

《本事》钩藤散

钩藤　陈皮　半夏　麦冬　茯苓　茯神　人参　甘菊　防风各半两　甘草一分　石膏一两

上为粗末，每服四钱，水一盏半，姜七片，煎七分，去渣温服。

下虚眩晕之方

沉香磁石丸　治上盛下虚，头目眩晕，耳鸣耳聋。

沉香　青盐并别研　蔓荆　甘菊各五钱　巴戟　胡芦巴　山

---

①　方见痰厥头痛：赵本、医学大成本无，据文瑞楼本补。

药炒　川椒去目，炒　磁石火煅，醋淬，细研水飞　山萸肉　阳起石火煅，研　附子各一两，炮

上为细末，用酒煮米和丸，梧子大，每服五十丸，加至七十丸，空心盐汤下。

热风头眩之方

羚羊角汤　治热毒风上冲，头目旋晕，耳内虚鸣。

羚羊角二两　菊花三两　防风　藁本　元参　黄芩　杏仁去皮尖　石菖蒲　炙甘草各一两

每服五钱，水煎，食后温服。一方有羌活、前胡。

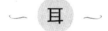

耳病统论

耳者肾之窍，而胆与胃之脉所过之处也。故其病亦有数种，有气厥而聋者；有肾虚而聋者；有风火壅闭肿痛，或鸣或聋者；有热气乘虚，随脉入耳，而为脓耳者；有耳出津液，结核塞耳，而为耵耳者。又有左聋、右聋、左右俱聋之异。左聋者，有所忿怒过极，则动少阳胆火，故从左起，以龙荟丸主之。右聋者，多因色欲过度，致动少阴相火，故从右起，以六味地黄丸主之。左右俱聋，因醇酒厚味无节，则动阳明胃火，故从中起，以通圣散、滚痰丸主之。统三者而论之，忿怒致耳聋者，为尤多也。

风聋

风聋者，经气虚而风乘之，正气不通，风邪内鼓，则耳中引痛，牵及头脑，甚者聋闭不通也。

鱼脑膏　治风聋日久。

生鲤鱼脑二两　当归　细辛　附子去皮脐　白芷　菖蒲各三两

共为末，以鱼脑置银器中，入药在内，微火煮，候香去滓，入瓷盒中候凝，取如枣核大，绵裹塞耳中。

一方　以竹筒盛鲤鱼脑，炊饮处蒸之令烊，置耳中。

一方　以鲤鱼胆汁滴入耳中。

久聋方

蓖麻子二十一粒，去油　远志　乳香　磁石煅，各二钱　皂角半挺，煨取肉　生地龙中者一条　全蝎二个，焙

上为细末，入腊捣丸，拄入耳。

犀角饮子　治风与热合，上壅耳内，痛肿聋闭。

犀角　木通　石菖蒲　甘菊花　元参　赤芍　赤小豆各二钱　甘草一钱，炙

水二钟，生姜五片，煎一钟，不拘时服。若风热壅盛，便秘心烦者，宜防风通圣散。亦有胃中痰火壅热生风，上攻清道，因而耳鸣筑筑然，气闭而不通，鼻寒不利，口不知味，痰多膈热不清，脉滑数大，或弦。《内经》所谓头痛耳鸣，九窍不利，肠胃之所生也。宜半夏曲、橘红、甘菊、茯苓、甘草、知母、酒芩、麻黄、石膏、桔梗、桑皮之属。

鼠黏子汤　治风热壅盛，耳内生肿，如樱桃痛极①。

---

①　痛极：文瑞楼本作"极痛"。

连翘　黄芩_{酒炒}　牛蒡子_炒　元参　桔梗　栀子_炒　生甘草　龙胆草_炒　板蓝根

上剉，水煎，食后服，随饮酒一二盏。

厥聋

厥聋者，经脉气厥耳聋也。巢氏云：脏腑气逆，名之为厥。厥气相搏，入于耳之脉，则令聋。手少阳之脉动而气厥者，其候耳内煇煇①焞焞②也；手太阳厥而耳聋者，其候聋而耳内气满。然厥聋之候，大都肝胆气逆所致，其症必起于卒暴之间，盖肝胆并善逆，而其气多暴也，以龙荟丸泻肝胆，降逆气，中有辛香，并能通窍也。

龙荟丸

当归_焙　龙胆草_{酒洗}　山栀_炒　黄连　黄柏　黄芩_{各一两}　大黄　芦荟　青黛_{各半两}　木香_{二钱半}　麝香_{五分，另研}

炼蜜丸桐子大，姜汤下二三十丸。便不坚者去大黄。一方无黄连、黄柏，有青皮、柴胡、胆星。

秘传降气汤加石菖蒲，治气壅耳聋，大有神效。_{方见气门}

肾虚耳聋

肾藏精而气通于耳，肾虚精少，其气不通于上，则耳聋不聪。经云：精脱者耳聋是也。其候颊颧色黑，瘦悴力疲，昏昏愦愦，因劳则甚，亦谓之劳聋。

肉苁蓉丸

肉苁蓉_{酒浸一宿，切焙}　附子_{去皮脐}　山茱萸_炒　桂心　巴戟

---

①　煇（xūn 薰）：同"熏"，用火烧灼。
②　焞（tūn 吞）：声音盛大。

天去心　石斛去根　干熟地焙　泽泻　菟丝子酒浸一宿，别研　人
参　白茯苓　蛇床子炒　牡丹皮　当归酒浸　菖蒲米泔浸一宿
炙草　黄芪　远志　芍药　防风各一两　羊肾一对，去筋膜，炙

　　蜜丸，梧子大，每服二十丸，食后温酒下，渐加至三十
丸，日三。一方有干姜、细辛，酒糊丸亦得。

　　益肾散　治肾虚耳聋。

　　磁石制　巴戟　川椒各一两　沉香　石菖蒲各半两

　　上为细末，每服二钱。用猪肾一具，细切，和以葱白，
少许盐并药，湿纸十重裹，煨令香熟，空心嚼，以酒送下。
一方有附子，无沉香、菖蒲。

　　大安肾丸加磁石、羌活、石菖蒲良。丸见喘门①

　　忆有戈雨亭令郎，十余岁，痘后耳渐重听。日甚一日，
几与聋无异。业师薛一瓢②诊之云：此必痘涉肾经，幸而收
功者，所以告乏，日甚一日，为之图惟于六味丸方中，加入
盐水炒紫衣核桃肉三两，盐水炒杜仲三两，石菖蒲二两，蜜
丸开水下，服一料而愈。鹤年

脓耳聍耳

　　《直指》云：热气乘虚，随脉入耳，聚热不散，脓汁时
出，谓之脓耳。治宜蔓荆子散，外用石膏、明矾、黄丹、真
蚌粉、龙骨、麝香等分为末，绵缠竹拭耳糁之。又耳间有津
液，轻则不能为害，风热搏之，津液结韧成核塞耳，令人暴
聋，谓之聍耳。治宜四物加羌活、柴、芩、连翘、元参等分，
外用生猪脂、地龙、釜底墨等分细研，以葱汁和捏如枣核，

---

① 丸见喘门：赵本、医学大成本无，据文瑞楼本补。
② 薛一瓢：即薛雪。号一瓢，清代医家，撰有《湿热病篇》等。

薄绵裹入耳，令润即挑出。

蔓荆子散

蔓荆子　赤芍　生地　甘菊　桑皮　赤茯苓　升麻　麦冬　木通　前胡　炙草各一钱

水二盏，姜三片，红枣二枚，煎一盏，食后服。

黄龙散　治脓耳。

枯白矾　龙骨研　黄丹　胭脂各一钱，烧　麝香少许

上为末，以绵杖子揾①去耳中脓水，以药掺入少许，日日用之，勿令风入。

鼻

鼻渊鼻塞

经曰：胆移热于脑，则为辛頞②鼻渊。鼻渊者，浊涕下不止也。王注曰：胆液不澄，则为浊涕不已如水泉者，故曰鼻渊。此为足太阳与阳明脉俱盛也。可与防风通圣散加黄连、薄荷。夫足太阳主表之风寒，足阳明主里之热，云太阳阳明俱盛者，谓表邪与里热搏结，久之寒亦化热，郁伏于脑頞而不解也。

---

①　揾（zhǎn 展）：用松软干燥的东西轻轻擦抹或按压，吸去湿处的液体。

②　頞（è 饿）：鼻梁。

脑漏有老人肾经虚寒使然者，用八味及暖肾之剂而愈。
《元珠》

鼻塞不闻香臭，或但遇寒月便塞，或略感风寒亦塞，不时举发者。世俗皆以为肺寒，而用解表辛温通利之药不效。殊不知此是肺经多有火邪，郁甚则喜见热而恶风寒，故遇寒便塞，偶感便发，治法清金降火为主，而佐以通利之剂。若如常鼻塞不闻香臭者，只作肺热治之。泻火消痰，或丸药噙化，或末药轻调，缓服久服无不效。若平素原无鼻塞之病，一时偶感风寒，而致鼻塞声重，或流清涕者，只作风寒治之。

防风通圣散

《元珠》去硝黄，其滑石、石膏减半，多加辛夷花，先用三五帖，再用此为丸，每七十丸，早晚白汤送下。

雄黄丸　治鼻齆①。

雄黄五分　枯矾一钱　瓜蒂二钱　麝香少许

上为丸，取如豆大搐鼻，亦治息肉。

苍耳散　治鼻流浊涕不止，名曰鼻渊。

辛夷仁五钱　苍耳子一钱半　白芷一两　薄荷一钱

上为末，葱茶汤调下二钱。

治鼻中肉赘，臭不可近，痛不可摇者方。

以白矾末加硇砂少许，吹其上，顷之化水而消，与胜湿汤、泻白散二帖。此厚味拥湿热蒸于肺门，如雨霁之地，突生芝菌也。

铅红散　治肺风，鼻赤生瘟。

————

① 鼻齆（wèng 瓮）：鼻塞、嗅觉失灵的病证。

舶上硫黄　白矾灰各半两

上为末，入黄丹少许，染与病人面色相同，每上半钱，津液涂之，洗漱罢，及临卧再上，兼服升麻汤，下泻青丸，除其本也。

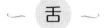

舌胀舌出

临安民有因病伤寒，而舌出过寸，无能治者。但以笔管通粥饮入口，每日坐于门。一道人见之，咨嗟①曰：吾能疗此。顷刻间耳，奈药不可得，何？会中贵人罢直归，下马观病者，问所须，乃梅花片脑也。笑曰：此不难。即遣仆驰取。道人屑为末，掺舌上，随手而缩，凡用五钱。《医说》

又方　舌胀出口，以蓖麻子油蘸纸作捻，烧烟熏之。

治肿满如猪胞方。

釜下墨末，以酢和，厚敷舌上下，脱去更敷，须臾即消，或先决去血汁，竟敷之弥佳。《千金方》名百草霜散

一方

釜下墨和盐等分，醋调涂。

余小儿师鲁幼时，忽患舌胀，余以煅过皂矾，取红色者少许研末，搽舌上，少顷便瘥。

---

① 咨嗟（jiē 皆）：叹息。

口

口疮

口舌生疮，其候有二。一者心胃有热，气冲上焦，熏发口舌。其症口臭，作渴，发热饮冷是也。《外台》含煎主之。一者胃虚食少，肾水之气逆而承之，则为寒中。脾胃虚衰之火，被迫上炎，作为口疮。其症饮食少思，大便不实，或手足逆冷，肚腹作痛。经曰：岁金不及，炎火乃行，复则寒雨暴至，厥阴乃格，阳反上行，民病口疮是也。宜附子理中汤，参、术、甘草补其中，干姜、附子散其寒，使土温则火自敛也。

《外台》含煎

升麻　大青　射干各三两　苦竹叶　栀子　黄柏各一升　蜜八合　生地汁　生元参汁各五合，干者二两　蔷薇根白皮，五两

上以水六升，煎服二升，去滓，入生地、蜜等同煎如饴，细细含之，瘥止。《外台》云：蔷薇根角蒿，为口疮之神药。

黄连膏《圣济》

黄连三两　猪脂一斤　白蜜四两　羊髓研，二两

上以慢火煎猪脂，取油去滓，入黄连又煎令黑色，下羊髓令化，以绵滤去滓，入蜜更煎成膏，瓷盒盛，每含一枣大，日三五度，咽津不妨。

附子理中汤

生姜煎

生姜汁一盏　白蜜三两

同煎十沸，瓷瓶盛，时时以热水调一匙，含咽之。

　　按:《圣济》论口疮，有实有虚，实则清之，虚则温之，最为明晰。然二者之外，又有肾虚火动一症。而肾虚之候，又有二端，一者肾脏阴虚，阳无所附，而游行于上者，宜六味之属，壮水恋火；一者肾脏内寒，阳气不安其宅，而飞越于上者，宜七味、八味之属，温脏敛阳也。虽有元脏阴火上攻口舌之说，乃用巴戟、白芷、良姜等味，殊去妥协，惟附子蜜炙含差咽，差为可耳。

《集简》方　治口舌生疮。

溺桶垽①七分　枯矾三分

二味研习敷之，有涎拭去之，数次即愈。

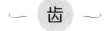

齿痛

　　牙齿者，骨之所终，髓之所养也。又手足阳明之支脉入于齿，故骨髓之气不足，与夫阳明之脉虚，不能有所滋养，于是乎有牙齿之疾，其候甚多，治疗之法，固不可略也。若

---

①　垽（yìn 印）：积垢。

阳明脉虚，风冷乘之而痛者，谓之风痛。虫居齿根，侵蚀不已，传受余齿而痛者，谓之虫痛。若足少阴脉虚，不能荣养于骨，因呼吸风寒，或饮嗽寒水而痛者，谓之肾虚齿风痛。风痛者，齿龈多肿，或赤，得风则痛愈甚。虫痛者，齿龈有窍，甚则摇动宣露。虚痛者，悠悠戚戚，无甚大痛，而亦久而不已也。亦有肾虚阴火上冲作痛者，其候手足冷，腰膝软痛，气上冲，头面热色赤，颈筋粗大，舌不大赤，龈不甚肿，七味汤加骨碎补、牛膝治之。一服如神。

去风之剂

皂荚汤

皂荚一挺，去皮子，炒令黄色　露蜂房一枚　盐一分

三味㕮咀，分为三帖，每帖以浆水煎，热漱，冷吐。

当归连翘饮

当归　川芎　连翘　生地　防风　荆芥　白芷　羌活黄芩　黑山栀　枳壳　甘草　细辛

水煎服。

东垣蝎梢散

麻黄一钱　白芷　羌活　防风　藁本　柴胡　升麻各五分当归六分　蝎梢少许　生地一钱半　细辛三分　草豆蔻一钱　羊胫骨灰二钱

上为细末，先用温水漱口，净后搽之，其痛立止。一方有熟地、黄连、吴茱萸。

补肾去风之剂

地黄丸　治肾脏虚，食冷热齿皆痛。

生地黄一两　白茯苓　防风　独活　枸杞子　山药各半两

六味捣罗为末，炼蜜丸梧子大，每空心煎枣汤下十丸至十五丸。《圣济》

张文仲疗齿根欲脱方。

生地黄捣，以棉裹贴齿根，常含之甚妙。

地骨皮汤

地骨皮　生干地黄各一两　细辛半两　戎盐一分

每用五钱，水煎三五沸，热漱冷吐，为瘥为度。

地黄汤

生地黄二两　独活一两

每用五钱，以酒一盏浸一宿，煎十余沸，热漱冷吐，以瘥为度。

杀虫之剂

白矾散　治龋齿，根肿出脓汁。

白矾烧灰　熊胆各一分　蟾酥　雄黄　麝香各半分

上为散，每用半钱，敷牙根。一方有干虾蟆半分。

牛膝散　治风龋疼痛，解骨槽风毒痛。

牛膝一两，烧灰①

每以少许末，着齿间含之。

又方　郁李根一握，水一盏，煎至六分，热含之，吐虫长六分，黑头。

又方　大醋一升，煮枸杞根白皮一升，取半升，含之虫立出。《肘后》

----

① 烧灰：医学大成本为"火烧"。

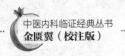

补肾之剂

地黄丸

人参　山萸各四两　生地五斤取汁　白蜜一升　枸杞根三两
白茯苓二两　酥少许

上将参、苓、杞、萸为末，以好酒一斗，煎至三升，去
滓，入地黄汁、酥、蜜，同煎至可丸，即丸如小豆大，每服
二十丸，温酒送下，日三服，渐加至五服。

八味丸

安肾丸见喘门①

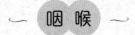

咽者，嗌也；喉者，候也。咽接三脘以通胃，故以之咽
物；喉通五脏以系肺，故以之候气。气候谷咽，皎然明白。《千
金》谓喉咙主通利水谷之道，咽门主通脏腑津液神气，误也。

喉以纳气，故曰喉主天气。咽以纳食，故曰咽主地气。
一阴一阳结，谓之喉痹。一阴谓心主，一阳为三焦，二脉并
络于喉，气热内结，故为喉痹。

喉风喉痹，皆由膈间素有痰涎，或因七情不节而作，火
动痰上，壅塞咽喉，所以内外肿痛，水浆不入，言语不出，
可谓危且急矣。

---

① 见喘门：赵本、医学大成本无，据文瑞楼本补。

两寸之脉，浮洪而溢者，喉痹也。脉微而伏者死。

热结咽喉，肿绕于外，且麻且痒，肿而大者，名缠喉风。缠喉风之症，先两日胸膈气紧，出气短促。忽然咽喉肿痛，手足厥冷，气闭不通，顷刻不治。缠喉风多属痰水，其咽喉内外皆肿者是也。

喉痹之症，宜速用针法、吐法以救之。若悬雍垂，则不可刺破，刺则杀人。悬雍者，生于上腭，音声之关也。脏腑伏热，上冲咽喉，则悬雍肿长下垂也。

乳蛾，俗名也。古方通谓之喉痹。以一边肿者为单蛾，两边肿者为双蛾。然双蛾易治，单蛾则难治。

嗌痛者，咽门不能纳谷与唾，而地气闭塞也。喉痹咽痛者，咽喉俱病，天地之气并闭塞也。盖病喉痹者，必兼咽痛，病咽痛者，不必兼喉痹也。

凡咽喉痹，不可纯用凉药，目前取效。上热未除，中寒复起，毒气乘虚入腹。胸前高肿，上喘下泄，手足厥冷，爪甲青紫，七日后全不食，口如鱼口者死。

～ 寒 热 咽 痛 ～

客热咽痛

客热咽痛者，凡风邪客喉间，气郁成热，故为痛也。《统旨》云：有初得病发热而咽喉自痛者，此得之感冒后，顿厚衣被，或用辛热即卧，遂成上壅，或有壅热而欲取寒凉，为

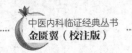

外邪所袭者，俱宜甘桔汤，甘以除热，辛以散结也。

喉痹咽痛，一乡皆相似者，属于天行运气之邪，勿用酸寒之药，点之下之，郁其邪于内，不得出也。

清咽利膈散

薄荷　防风　元参　甘草各五分　桔梗　连翘各一钱　大黄酒炒　芒硝　牛蒡　荆芥各七分　片芩酒炒　栀子各五分

上作一帖，水煎温服，食后。《医鉴》

甘桔汤

甘草二两，炒　桔梗一两，米泔浸

每服五钱，水一钟半，煎服。钱氏加阿胶；海藏加牛蒡子、竹茹；太无加荆芥、生姜。

丹溪云：咽痛必用荆芥，阴虚火炎，必用元参。

《必用方》加荆芥、薄荷、元参、防风、黄芩各一两[1]。

《圣济总录》云：一切咽喉痛，紫雪为要药。

绛雪散　治咽喉热痛肿塞。

寒水石半两，煅红　硼砂　牙硝　朱砂各研一钱　龙脑半钱[2]

上为细末，每一字，掺入口咽津。

《千金》乌扇散[3]

生乌扇十两　升麻三两　羚羊角　通草　芍药各二两　蔷薇根切，一升　生地切，五升　猪脂二斤　生艾叶六铢

上咬咀，绵裹，苦酒一升，淹浸一宿，内猪脂中，微火煎取苦酒尽，膏不鸣为度。去滓，薄绵裹膏，似大杏仁大，

---

① 两：文瑞楼本后有"此辛凉法"。
② 钱：文瑞楼本后有"此咸寒法以降大化痰"。
③ 散：文瑞楼本后有"此苦酸法以泄热和阴"。

内喉中，细细吞之。

碧雪 治积热，口舌生疮，心烦喉闭。

芒硝 青黛 寒水石 石膏煅，各飞研 朴硝 硝石 马牙硝各等分①

甘草煎汤二升，入诸药再煎，用柳枝不住搅令溶，方入青黛和匀，倾入砂盆内，冷即成霜，研末，每用少许，以津含化，如喉闭，以竹管吹入喉中。

牛蒡子汤

牛蒡子二钱 元参 犀角 升麻 黄芩 木通 桔梗 甘草各一钱

水煎食后服，此辛凉解散之剂。

《圣济》射干丸方②

射干一两 香豉一合 杏仁去皮尖，炒 芍药 犀角各二两 升麻一两 炙草半两

蜜丸小弹子大，每一丸含化咽津，日三五服。

元参散

元参一两 升麻 射干 大黄各五钱，酒浸 甘草二钱半，炙

每服五钱，水煎，时时含咽。

客寒咽痛

《针经》云：寒气客于会厌，卒然如哑，此寒气与痰涎凝结咽喉之间，宜以甘辛温药治之。切忌寒凉，邪郁不解，

---

① 分：文瑞楼本后有"以咸苦泄降法以泻火散结"。

② 方：文瑞楼本后有"此方泄热解毒之剂"。

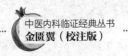
则疾成矣。

《千金》母姜酒

母姜汁一升　酥　牛骨髓各一升　桂心　秦椒各一两　防风一两半　川芎　独活各一两六铢

上为末，内姜汁中，煎取相淹濡，下酥髓等合调，微火三上三下煎，平旦温清酒一升，下膏二合，即细细吞之，日三夜一。

半夏桂甘汤　治冷症无阳，咽痛喉闭。

辣桂　甘草炙　半夏制

上件等分判，每服三钱，水一大盏，煎半盏，候冷，细细呷之。《活人》

伏气之病，谓非时暴寒中人，伏于少阴之经，始先不觉，旬日乃发，先发咽痛，次必下利，古方谓之肾伤寒，宜用半夏桂甘汤。

咽痛失音

咽痛失音者，风热痰涎壅闭咽门也。亦有阴虚肺损者，盖肺象金而出声音，金破则不鸣，金实亦不鸣，辨之之法，实者壅遏不出，虚者声嘶破也。

《宣明》诃子汤

诃子四个，半生半熟　桔梗一两，半炙半生　甘草二寸，半炙半生

上为细末，每服二钱，用童子小便一盏，水一盏，煎五六沸，温服，甚者，不过三服即愈。

海藏发声散　治咽喉痛，语声不出。

瓜蒌一个　白僵蚕去头，炒，半两　甘草炙，二钱

上为细末，每服三钱，温酒或生姜自然汁调下，用五分，绵裹嚼化，咽津亦得，日两三服。《宝鉴》有桔梗七钱半，炒为末，每一钱，入朴硝一钱匕，和匀口含咽津。

咽喉妨闷

咽喉如有物妨闷者，肺胃壅滞，痰气相搏，结于喉间。《金匮》所谓咽中如有炙脔。《千金》所谓咽中贴贴，状如炙脔，吞不下，吐不出者是也。其症妇人多郁者，恒患之。《圣惠方》云：忧愁思虑，气逆痰结，皆生是疾也。《医学正论》：喉干燥痛，四物加桔梗、荆芥、黄柏、知母，煎服立已。

咽喉干枯，常如毛刺，吞咽有碍者，风燥也，宜荆防败毒散，加薄荷、黄芩，倍桔梗，入生姜煎服。

厚朴汤

厚朴姜汁，炙　赤苓　紫苏叶各一两　半夏姜制，一两半

每服三钱，入生姜三片同煎，食后温服。

杏仁煎

杏仁去皮尖双仁，炒　桑根白皮　贝母各一两半　酥半两　生姜汁二合　生地汁二合半　大枣六十枚　紫菀二分　甘草炙　桔梗炒　五味子　地骨皮　赤茯苓去皮，各一两　人参三分

共十四味，研杏仁，以水五升，滤取汁，将草药细剉，同煎至二升，以绵滤去滓，续下酥及地黄汁，慢火煎成膏，每食后含一匙，细细咽津。

按：喉间痰气结聚成核，久而不散，则生燥涩，厚朴汤用辛味以破之也。杏仁煎，假润药以通之也。

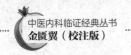

发声散　治咽痛生疮妨闷。

黄瓜蒌大者一枚　桔梗七钱半　白僵蚕五钱，炒　甘草二钱，炒

上为末，每取少许，干掺。如咽肿红紫色，加朴硝一钱，如喉中有小白头疮，入白矾末五分。

通嗌散　治喉痛生疮，声哑。

白硼砂二钱　孩儿茶　青黛　滑石　寒水石各一钱　蒲黄　马牙硝　枯白矾各六分　黄连　黄柏各五分　片脑二分

上为细末，炼化白砂糖和丸芡实大，卧时舌压一丸，自化入喉神效。

一人但饮食，若别有一咽喉，斜过膈下，经达左胁而作痞闷，以手按之，则辘辘有声，以控涎丹十粒服之，少时痞处热作一声，转泻下痰饮二升，再食正下而达胃矣。

喉痹诸法

喉痹者，咽喉肿塞痹痛，水浆不得入是也。由脾肺不利，蕴积热毒，而复遇暴寒折之，热为寒闭，气不得通，结于喉间。其症发热恶寒，喘塞胀闷，不急治杀人，针刺出血，搐鼻吐痰，皆急法也。

文潞公喉肿咽痛，喉科治之，三日愈甚。上召孙兆治之，孙曰：病得相公书判笔一管，去笔头，蘸水点药入喉，便愈。孙随便刺，相公昏仆不省人事，左右皆惊愕流汗。孙乃笑曰：非我不能救相公。须臾，呕出脓血升余，旬日乃平复如故。予尝治一男子喉痹，于太溪穴刺出黑血半盏而愈。由是言之，喉痹以恶血不散故也。

凡治此疾，暴者必先发散，发散不愈，次取痰，取痰不愈，次取污血也。娄全善《纲目》。火郁则发之，即发散之意也，血出多则愈。有针疮者，姜汁调熟水，时时呷之。

治急喉痛，于大指外边指甲根齐针之，不问男左女右，只用人家常使针针之，令出血即效。如大段危急，两手大指多针之甚妙。《夷坚志》

挑背法，于暗室中，用红纸条点火照背上，隐隐有红点，用针挑破，喉痹将死者，破尽即苏。

元公章少卿，述闻德府士人，携仆入京。其一患喉闭胀满，气喘塞不通，命在须臾。询诸郡人云：惟马行街山水李家可看治。即与之往。李骇曰：此症甚危，犹幸来此，不然死耳。乃于筒中取一纸捻，用火点着半，烟起吹灭之，令仆张口，刺于喉间，俄吐出紫血半合，即时气宽能言，及啖粥，掺药敷之立愈。士人甚神其术。后还乡里，村落一医，偶传得此法，云：咽喉病发于六腑者，如引手可探及，刺破瘀血即已。若发于五脏，则受毒牢深，手法药力难到，惟用纸捻为第一。然不言所以用之之意。后有人拾得其残者，盖预以巴豆油涂纸，故施火即着，借其毒气，径赴病处以破其毒也。牙关紧闭者，以烟熏入鼻中，即时口鼻涎流，牙关自开。《医说》

周密《齐东野语》云：密过南浦，有老医授治喉痹垂死方。用真鸭嘴、胆矾为末，醋调灌之，大吐胶痰数升即瘥。临汀一老兵妻，苦此绝水粒三日矣，如法用之即瘥。屡用无不效验，神方也。《济生方》用胆矾二钱半，白僵蚕炒，五钱，研，每以少许吹之吐涎，各二圣散。

孙兆治潘元从急喉痹，以药半钱，吹入喉中，少顷吐出脓血立愈。潘谢曰：非明公不能救，赠金百两，愿求其方。孙曰：猪牙皂、白矾、黄连等分，瓦上焙为末耳。既授方，

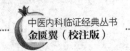
不受所赠。

解毒雄黄丸

雄黄　郁金各一分　巴豆去皮油，十四粒

细末，醋糊丸，绿豆大，茶清下七丸，吐出顽痰立苏。水浆不得入口者，醋磨灌喉取吐，未吐再服。

丹溪云：姜汁、僵蚕末，治咽痛喉痹，神效。

喉痹吹药

白矾末一钱，同巴豆一粒同炒，去巴豆，取矾研细末吹之，即吐浊痰，名碧云散。再入轻粉、麝香少许，名粉香散。吹乳蛾，即开。

玉锁匙

焰硝七钱半　硼砂二钱半　白僵蚕一钱二分半　龙脑一字

为末，以竹管吹五分，入喉中神效。《直指》

搐鼻透关散

雄黄研　猪牙皂荚蜜炙，去皮　藜芦各一分

上为末，每用一匙，分弹入两鼻中，关透即瘥。

凡人患喉闭，及缠喉风，用药开得咽喉，可通汤水，急吸薄粥半碗或一碗，压下余热，不尔即病再来，不可不知也。咽喉既可，身热头痛不止，此感外邪，看脉气及大小便。有表症则发散，有里症则微下之皆愈。愈后虚喘而身不热者，必是服凉药过多而下虚也。当服镇重温药一服，如黑锡、正元之类，以粥压之。

冰梅丸　治喉风肿痛如神。

天南星三十个　大半夏　白矾　白盐　防风　朴硝各四两
桔梗二两　甘草一两　大梅实拣七分熟者，一百个

先将硝、盐水浸一伏时，然后将各药研碎，入水拌匀，

方将梅实置于水，淹过三指为度。浸七日，取出晒干，又入水中，浸透晒干，俟药水干为度。方将梅子入瓷罐封密，如霜衣白，愈佳。用时绵裹噙口中，徐徐咽汁下，痰出即愈。

时行喉痛，宜用普济消毒饮子。

神效散　治喉痹语声不出。

猪牙皂角和霜梅为末噙之。急喉痹，其声鼾者，有如痰在喉响，此为肺绝之候。宜用人参膏救之。用竹沥、姜汁放开，频频服之。如未得参膏，独参汤亦得。早者十全七八，次则十全四，迟则十不全一也。

烂喉痧方笔友张瑞符传

西牛黄五厘　冰片三厘　真珠三分　人指甲五厘，男病用女，女病用男　象牙屑三分，焙　青黛六分，去灰脚净　壁钱二十个，焙，土壁砖上者可用，木板上者不可用①

共为极细末，吹患处效。

笔友张瑞符，湖州府人也，予往来二十年矣。其为人也，敦厚和平，年过五旬，并未生育，虽置妾，亦终不得怀孕。忽一日途遇李相士，即道喜云：尔当生子矣。李乃张之同乡友也。张错愕曰：我半生已来，并未生育，尔何得相戏若此。李曰：我昔年曾看尔相，许尔无子。今尔阴骘纹已满面，岂无子之相。后果如其言。予因问张曰：尔一生如何为善：张曰：生平并未有善，只有两事，亦人所当为者也。一舍弟早亡，所遗一子，我抚养长大。而舍弟所有主顾，我已相与二十年矣。舍侄既长，我使之去，彼不愿。我曰：尔在我处，我甚有益。但尔不去，终身只作店伙，我所不忍，今于尔笔，

① 壁钱……不可用：文瑞楼本在“青黛”前。

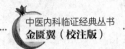
同往各主顾家，相致曰：此即我舍弟某之子也，今已长，可仍用其笔。况此子自幼在我店习业，彼之笔即我之笔也。又此方甚效，我所不秘，余亦无所为。予曰：只此可称善矣。有侄少孤，抚之成立，并使其能继父业；有急救之方，而公之于世，善莫大焉。予得是方，并述其始末云尔。_{鹤年}

喉痹肾火上冲者，用六味地黄汤，加山楂、枳壳。_{是破阳引阴法。}又下焦虚寒，尺脉细弱，昼则稍可。夜则转甚，用桂味地黄汤，加山楂枳壳。此方一以补阴，一以敛阳，是上病治下之法，加山楂、枳壳二味，以破上焦之结滞也①。

---

　　① 喉痹……结滞也：赵本、医学大成本无，据文瑞楼本补。

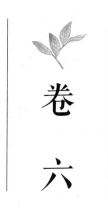

卷
六

～ 心 痛 ～

心痛统论

方论心痛有九种：曰饮，曰食，曰风，曰冷，曰热，曰虫，曰悸，曰疰，曰去来。悸者动也，心虚则动而痛也。疰者住也，恶风所着也。去来者，作止不常，亦邪气也。但疰为阴，而去来为阳耳。

心主诸阳，又心主血。是以因邪而阳气郁伏，过于热者痛。阳气不及，邪气胜之者亦痛。血因邪泣在络而不行者痛。血因邪胜而虚者亦痛。

五脏六腑任督支脉，皆络于心，是以各脏腑经脉，挟其淫气，自支脉上乘于心，皆能作痛。然必有各脏腑病形与之相应。经云：心痛引少腹，上下无定处，溲便难者，取足厥阴；心痛腹胀啬然，大便不利，取足太阴；心痛短气，不足以息，取手太阴；心痛引背不得息，刺足少阴，不已，刺手少阳。此之谓也。

胃居中焦，禀中和之气，为水谷之海，三阳之总司。凡饮食、寒热①、气血、虫邪、恶气，亦如心痛有不一之因也。惟肝木之相乘者尤甚。其症胃脘当心而痛，上支两胁，膈咽不通，饮食不下，病名食痹。食痹者，食已心下痛，吐出乃

---

① 热：赵本、医学大成本作"邪"，据文瑞楼本改。

已是也。其肾水上逆者次之。肾水上逆者，寒厥入胃也。

胃者，土气也，主乎痞。故胃病者，或满或胀，或食不下，或呕吐吞酸，或大便难，或泻利，面色浮而黄者，皆是胃之本病也。其有六淫五邪相乘于胃者，大率与前所列心痛之形状相类，但其间，必与胃本病参杂而见之也。忧思忿怒之气，素蓄于中，发则上冲旁击，时复下注，若三焦无所阻滞，任其游行，则不能作痛，虽痛亦微，若有湿痰死血，阻滞其气而不得条达，两相搏击，则痛甚矣。

余家有治心胃痛丸方。

白胡椒　枳壳　白檀香　红花　五灵脂去砂　广木香

各为末，于六月六日修合，水泛为丸。每用七丸嚼化，少顷痛即止。余因名之曰灵香丸。此条宜注胃脘痛中，鹤年识。药共六味，五味各一两，五灵用五两。予忆昔年合药时，配分两仿佛若此。

热厥心痛

金铃子散《保命》

金铃子　延胡索各一两

上为末，每服三钱，酒调下，痛止，与枳术丸。

左金丸

川黄连六两，盐水炒　吴茱萸去闭口，盐水浸一伏时，一两

上为末，水泛为丸，或粥糊丸，每服三十丸，开水送下。

《机要》云：热厥心痛者，身热足寒，痛甚则烦躁而吐，其脉浮大而洪，当灸太溪、昆仑，谓表里俱泻之，是为热病。汗不出，引热下行，表汗通身而出者愈也。灸毕，服金铃子散则愈。痛止，服枳术丸，去其余邪也。

丹溪云：心膈痛，曾服香燥热药，复作复结，转深转痼，

宜山栀炒黑二两，香附盐水浸炒一两，川芎一两，黄芩、黄连并酒炒，木香、槟榔各二钱五分，赤曲、番降香各五钱，芒硝二钱，为末，生姜汁、童子小便各半盏，调二钱，痛时服。

心寒痛

大建中汤

蜀椒二合，炒去汗　干姜四两　人参二两

以水四升，煮取二升，去滓，内胶饴一升，微火煎取一升半，分温再服，如一炊顷，可饮粥二升，后更服，当一日食糜粥，温覆之。

扶阳益胃汤

附子炮，去皮脐，二钱　干姜炮，一钱半　草豆蔻　益智仁官桂　白芍　甘草　人参各一钱　吴茱萸　陈皮　白术各五钱

上剉如麻豆大，都作一服，水二盏，姜三片，枣二枚，同煎至一盏，去滓，温服食前。

罗谦甫治漕运使崔君长男云卿，年二十五，体本丰肥，奉养膏粱，时时有热证。友人劝进寒凉药，食寒物。至元庚辰秋发疟，医以砒霜等药治之，新汲水下，禁食热物。疟病未除，反添吐泻，脾胃复伤，中气愈虚，腹痛肠鸣，时复胃脘当心而痛，不任其苦，屡医未效，至冬不瘥。延至四月，劳役烦恼过度，前症大作，请余治之。诊得脉弦细而微，手足稍冷，面色青黄不泽，情思不乐，恶人烦扰，饮食减少，微饱则心下痞闷，呕吐酸水，每发作，冷汗时出，气促不安，须人额相抵而坐，少时易之。予思《内经》，中气不足，溲

便为之变，肠为之苦鸣；下气不足，则乃为痿厥心悗①。又曰寒气客于肠胃之间，则卒然而痛，得热则已，非甘辛大热之剂，则不能愈。遂制此方。经曰：寒淫于内，治以辛热，佐以苦温。附子、干姜大辛热，温中散寒，故以为君；草豆蔻、益智仁辛苦温，治客寒犯胃为佐；脾不足者以甘补之，炙甘草甘温，白术、陈皮苦温，补脾养气。水挟木势，亦来侮土，故作急痛，桂辛热以退寒水，芍药味酸，以泻木来克土；吴茱萸苦热，泻厥气上逆于胸中为使。三服大势去，痛减半。至秋先灸中脘三七壮，以助胃气，次灸气海百余壮，生发元气，滋荣百脉，以还少丹服之。喜饮食，添肌肉，皮肤润泽。明年春灸三里二七壮，乃胃之合穴，亦助胃气，引气下行，又以芳香助脾，服育气汤加白檀香平治之，戒以惩忿窒欲，慎言语，节饮食，一年而平复。

《金匮》治心痛彻背寒冷者方。

赤石脂　干姜　蜀椒各四分　附子炮，二分　乌头炮，一分

上为末，蜜丸梧子大，先食服一丸，日三，不住稍增之。

余尝治一香山人，心痛，问之则服药已一月矣，向左卧则右痛，向右卧则左痛，仰卧则前，偃卧则痛在背，坐立则痛在上，无一刻少安。余曰：此中虚，与以小建中汤重用饴糖、炙甘草，四剂而安。鹤年

心虚痛

《良方》妙香散　治心气不足，时时疞②痛，按之则止，

---

① 悗：烦闷。
② 疞（xū 休）：病。

虚烦少睡，夜多盗汗，常服补益气血，养心止痛。

黄芪姜汁炙　山药　茯神去皮木　茯苓去皮　远志去心炒，各一两　人参　桔梗　甘草炙，各半两　木香煨，二钱半　辰砂三钱，另研　麝香一钱，另研

上为细末，每服二钱，不拘时。

按：此方宜去茯苓、麝香。盖心气已虚，惟宜收养，有木香之通，不宜更益麝香之散；有茯神之淡，不必加以茯苓之渗也。昔人云：按之痛止者为虚，宜以酸收之，勿食辛散之剂。又云：病久气虚血损，及素作劳羸弱之人，患心痛者，皆虚痛也。有服大①补之剂而愈者，不可不知。

气刺心痛

气针丸　治久积风壅，心胸筑痛，两胁心胸有似针刺，六脉沉伏，按之手不可近，此药屡试神验，常服疏滞气，止刺痛。

木香　槟榔　青皮　陈皮　大黄各四两　牵牛取头末，半斤，半生半熟

蜜丸梧子大，每服三十丸，姜汤送下，食前，量虚实加减。

新定**乌附丸**　治气刺攻痛，但忍气即发者。

天台乌药二两　白豆蔻五钱　沉香五钱　茯苓一两　香附四两

———

① 大：赵本作"太"，据医学大成本、文瑞楼本改。

甘草一两

上为细末，炼蜜丸弹子大，每服一丸，食后淡生姜汤化下。

一粒金丹 治气痛。

鸦片二钱半 阿魏一钱 木香 沉香各五分 牛黄二分半

上将沉香、木香、牛黄为末，以鸦片、阿魏放碗内，滴水溶化，和蜜为丸绿豆大，金箔为衣，每一粒。热气痛，凉水下；冷气痛，滚水下。

神保丸 治诸气疰痛，心肠腹胁肾气皆治。

全蝎七个 巴豆十粒，去皮为霜 木香 胡椒各二钱半 朱砂二钱半，内一半为衣

上为末，蒸饼和丸麻子大，朱砂为衣，每五七丸，姜汤温酒任下。

血瘀心痛

拈痛丸 《奇效》下同

五灵脂去净砂子 蓬莪术煨 木香 当归各等分

蜜丸梧子大，每服二十丸，食前橘皮汤送下。

手拈散①

延胡索 五灵脂 草果 没药各等分

上为细末，每服三钱，热酒调下无时。

经验失笑散

五灵脂净好者 蒲黄等分

上为末，每服二钱，用黄醋一杓，熬成膏，再入水一盏，煎至七分，热服。

---

① 散：赵本、医学大成本作"丸"，据文瑞楼本改。

丹溪云：死血作痛，脉必涩。作时饮汤水下，或作呃，壮人用桃仁承气汤下之，弱人用失笑散和之。或以归尾、川芎、牡丹皮、苏木、红花、延胡索、桂心、桃仁汤、赤曲、番降香之属煎成。童便、酒、韭汁大剂饮之。

蛔咬心痛

芜荑散　治大人小儿，蛔咬心痛。经云：虫贯心则杀人。欲验之，大痛不可忍，或吐青黄绿水涎沫，或吐虫出，发有休止，此是蛔咬心痛也。宜速疗之。

芜荑　雷丸各半两　干漆捶碎，炒令烟尽，一两

上为细末，每服三钱，温水七分盏调和，服不拘时，甚者不过三服。小儿每服半钱。

乌梅丸　治脏寒蛔虫动作，上入膈中，烦闷呕吐，时作时止，得食即呕，常自吐涎。有此症候，谓之蛔厥，此药主之。

乌梅三百个　黄柏炙　细辛去苗　肉桂　附子炮，去皮脐人参各六两　干姜炮，十两　当归　蜀椒去目及闭口者，微炒出汗，各四两　黄连十六两

上异捣筛合治之，以醋浸乌梅一宿，去核蒸之，五斗米下，饭熟捣成泥，和药令相得，内臼中，加炼蜜，杵二千下，丸如梧子大，每十五丸，温米饮食前下。

化虫丸　治寸白虫。

黄丹半两，炒　锡灰一两，罗　定粉二两

上同研极细末，每服一钱，先烧猪肉五文，吃了，后以生油一口许调药服，至晚取下，妇人有胎不可服。

～ 胃脘痛 ～

痰积胃脘痛

丹溪白螺壳丸

白螺壳火煅　滑石　苍术　山栀子　红曲炒　香附童便浸
南星炮制，各一两　青皮　枳壳麸炒黄　木香　半夏　砂仁各半两
桃仁炒，去皮尖，三十粒

上为末，春加川芎，夏加黄连，秋加吴茱萸，用生姜汁
浸，蒸饼为丸，绿豆大，每服五十丸。

海蛤丸丹溪　治痰饮心痛。

海蛤烧灰，研极细，过数日火毒散用之　瓜蒌仁带穰，同研

上以海蛤粉入瓜蒌内，干湿得所为丸，每服五十丸。

加味二陈汤　治痰饮食积，胃脘作痛，或胀或痞。

陈皮　半夏　茯苓　炙草　枳实　川连　滑石　木通
山楂　干葛

此中焦湿痰蕴热，痞滞不通，以二陈加连、枳、山楂，
清涤中宫，妙在干葛升引清气，滑石、木通蠲除浊气，清升
浊降，痛胀自除。

肝乘胃痛

新定**吴茱萸汤**　治胃脘痛不能食，食则呕，其脉弦。

人参一钱　吴茱萸三分，炮淡　川连六分　茯苓二钱　半夏一

钱半　宣州木瓜七分

上作一服，水姜煎。

肾逆胃痛

新定**桂苓汤**

桂一钱　茯苓三钱　人参一钱　甘草五分　芍药一钱　生姜五分

一作一服，水煎，空心服。

按：古法有生韭汁和五苓散为丸，空心茴香汤下。
盖亦取泄水气，益土气之意。愚谓白术之滞，不如人参
之益胃，韭汁之辛，不如生姜之散逆，且猪、泽亦过伤
肾气，不如芍药之摄水下行也。

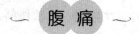

腹 痛

寒冷腹痛

腹痛属寒冷者，多是口食寒物，鼻吸冷气，脉涩气阻，
则为疼痛。其症四肢逆冷，唇口变青，其脉沉或紧。经云：
寒气客于脉中则脉寒，脉寒则缩蜷，缩蜷则脉绌急，绌急则
外引小络，故卒然而痛。得炅①则痛立止。或吐清水，所谓

————————

① 炅（jiǒng 囧）：热。

寒气客于肠胃，厥逆上出，故痛而呕也，宜温散，或温利之。

《本事》温脾汤

厚朴　干姜　甘草　桂心　附子_{各二两}　大黄_{四钱}

上㕮咀，各一两，水二钟，煎六分，顿服。治痼冷在肠胃，泄泻腹痛，宜先取去，然后调治，不可畏虚以养病也。

温脾丸《外台》

大黄　麦芽　干姜_{各三两}　厚朴_炙　当归　附子_炮　甘草_炙
桂心　人参　枳实_{炙，各一两}

蜜丸如梧子大，十五丸，日三，增至二十丸。

按：温脾丸，大黄多而用蜜丸少服，急法缓用也。温脾汤，大黄少而作汤服，且不用参、归，缓法急用也。总之，病非实热，法不可下，而痼冷在脏，不下则病不去，故权宜于缓急之间如此。若其中无积滞者，则但宜缓①之而已，不必下也。或挟虚者，则兼补之。

《外台》附子汤

附子_炮　甘草_{炙，各二两}　宿姜_{一两}　仓米_{半升}　半夏_{制，四两}
白术_{三两}　大枣_{二十枚}

水一斗，煮三升，去滓，分三服，治虚冷腹痛佳。

《外台》建中汤

治气血虚寒，不能荣养心脾，其痛连绵不已，而亦无急暴之势。按之则痛反缓，或按之便痛，重按却不甚痛，此正是虚证。经所谓虚者聂辟气不足，按之则气

---

① 缓：文瑞楼本作"温"。

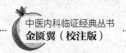
足以温之，故快然而不痛是也。

黄芪　白芍各三两　甘草炙　桂心各二两　生姜六两　半夏五两　大枣十二枚　饴糖十两

上以水八升，煮取三升，分三服。

治当脐痛，便溺不利，怯寒脉虚者方。

熟地三钱　肉桂五分　白芍一钱五分①　桂枝五分　当归　茯苓各一钱

水煎服。

治脐下冷撮痛，阴内冷如冰，**延胡苦楝汤方**。

熟地二钱　川楝　延胡各五分　附子　肉桂各七分　炙甘草一钱

上都作一服，水四盏，煎至一盏，去滓稍热服，空心食前。

温中汤　治戊土已衰，不能运化，又加客寒，聚为满痛，散以辛热，佐以苦甘，以淡泄之。气温胃和，痛自止矣。

厚朴姜制，一两　橘皮去白，一两　干姜七钱　甘草炙　草豆蔻　茯苓去皮　木香各五钱

上为粗末，每服五钱，水二盏，姜三片，煎一盏，去渣温服食前。

《局方》神保丸

全蝎　巴豆各十个，取霜　木香　胡椒各二钱五分

上为末，入巴豆研匀，汤化蒸饼，丸如麻子大，朱砂为衣，每服五七丸。此药大能宣通脏腑，治诸积气为痛。

---

① 五分：文瑞楼本作"半"。

热痛

热痛者，二便闭赤，喜冷恶热。经云：热留于小肠，肠中痛，瘅热焦渴，则坚干不得出，故痛而闭不通也。宜寒宜下，勿遽补也。

《肘后》疗卒腹痛方。

掘土作小坑，以水满中，搅取汁，饮之，瘥。

《统旨》清中汤

黄连　山栀炒，各二钱　陈皮　茯苓各一钱半　半夏一钱，姜汤炮七次　草豆蔻仁捶研　甘草炙，各七分

水二钟，姜三片，煎八分，食前服。

冷热痛

冷热痛者，经所谓寒气客于经脉之中，与灵气相搏，则脉满，满则痛而不可按也。寒气稽留，热气从上，则脉充大而血气乱，故痛甚不可按也。治之宜兼寒热而调之。

一方

草豆蔻七分　炒山栀二钱

上二味为末，以姜汁调粥丸服之。

苦楝丸　治奔豚小腹痛。

川楝子　茴香各二钱　附子一两，炮，去皮脐

上三味，酒二升，煮尽为度，焙干细末之。每药末一两，入延胡索半两，全蝎一十八个炒，丁香一十八粒，别为末和匀，酒糊丸梧子大。温酒下五十丸，空心服。

风痛

风痛者，邪风内淫肠胃，与正气相搏而痛也。其症恶风，脉弦，腹中奔响急痛。仲景所谓阳脉涩，阴脉弦，法当腹中急痛，先与小建中汤。不瘥者，与小柴胡汤是也。

小柴胡汤

柴胡　黄芩　半夏　甘草炙　人参　干姜　大枣

水煎服。按此方宜照仲景加减法，腹痛者去黄芩，加芍药。

《和剂》抽刀散

川白姜五两，剉，入巴豆肉一钱，一字同炒至豆黑去豆　良姜五两，入斑蝥二十五个，同炒至蝥黑，去蝥　石菖蒲五两半，不炒　糯米六两一钱，炒黄

上为末，每服二钱，空心温酒调下。

《仁斋直指》云：有一田夫醉饱之余，露星取快，一枕天明。自此脾疼攻刺，百药罔效。淹淹数载。后遇至人授以抽刀散，数服顿愈。则知风露之根，入在脾胃，良姜、菖蒲，为能散其邪，巴蝥借气，为能伐其根，观此可以通一毕万矣。然而痛不复作，养脾之剂，独不可继是而调理之乎？疗病如濯衣，必去其垢污，而后可以加浆饰。医者意也，请借是以为喻。

食积痛

食积痛者，经所谓饮食自倍，肠胃乃伤也。其症恶心恶食，吞酸嗳腐，其脉多沉实，当分三焦而治，在上吐之，在中消之，在下下之。

吐之方

烧盐_{半升}　温汤_{五六升}

和服探吐。

吴鹤皋云：凡腹痛连胁膈，手足冷，脉沉伏者，多是饮食痰饮，填塞至阴，抑遏少阳上升之气，不得敷畅。两实相搏，令人自痛，肢冷脉伏，皆阳气闭藏之象也。经曰：木郁达之。故用吐法，咸能软坚，故用烧盐。

消之方

取其余类烧作末，酒服方寸匕。_{如食肉即以肉烧作末，然必得如所食者烧作末，乃效。鹤年}

又治杂食瘀实不消，心腹坚痛方。

白盐一升，以水三升，煎服吐下即定。

下之方

川大黄　干姜　巴豆_{去皮心，研压去油，等分}

蜜丸如小豆大，温水下一丸，实者加一丸，未知服三丸，腹中鸣转下行便愈。此治寒饮食过伤，心腹卒痛，如锥刺之状。若伤湿热之物，不得化而闷乱便闭者，宜厚朴三物汤，或枳实导滞丸良。

厚朴三物汤

厚朴_{二两，炙去皮}　枳实_{二枚，大者，炙}　大黄_{四两}

水二斗，煮枳实、厚朴二味，至五升，下大黄煮取二升，温服一升，以利为度。

死血痛

死血痛者，多从郁怒及饱食后急走得之，其痛必有定处，其脉必芤涩，微则和之，甚则下之。

桃仁承气汤

桃仁五十粒，去皮尖　桂枝二两，去皮　大黄四两　芒硝二两
甘草炙，二两

上五味，以水七升，煮取二升半，去滓，内芒硝，更上火，微沸下火，先食温服五合，日三服，当微利。虚者加地黄蜜丸，以缓除之。

一方

妇人油头发，烧如灰，细研筛过，温酒调下二钱。元丰中，丞相王郇公，小腹痛，国医治之，百药不止，服此即愈。

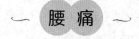

腰　痛

风虚腰痛

风虚腰痛者，肾虚而风冷乘之也，其尺脉虚浮而痛多抽掣，或拘急且酸，而上连脊背，不时速治，喜流入脚膝，为偏枯冷痹缓弱之疾。

独活寄生汤《宝鉴》①

独活三两　细辛　牛膝　桑寄生　秦艽　茯苓　白芍　人参　熟地黄　防风　杜仲　川芎　当归各二两　桂心　甘草

每服五钱，水煎空心服。

———————————

① 《宝鉴》：文瑞楼本无。

甘豆汤《直指》 治肾虚内蓄风热，腰痛，或大小便不通。

生甘草二钱　黑大豆二合

加生姜七片，水煎服。

治肾脏风，攻注①脚膝痛。

连珠甘遂一两　木鳖子一个雄，一个雌，去壳

上为末，獖②猪腰子二个，破开，药末一钱掺匀，湿纸裹数重，慢火煨熟放温，五更初细嚼，米饮下。如积多则利多，少则少也。宜软饭将息。若患一脚，却看左右。如左脚用左边腰子，右用右边者，药末止一钱。壬子年在毗陵，有马姓人鬻③酒，久不见，因询其亲，云：宿患肾脏风，今一足发肿如瓠，自腰以下，巨细通为一律，痛不可忍，卧④欲转侧，必两人挟持方可动，或者欲以铍刀决之。予曰：未可，予有药当合以赠，如上法服之，辰巳间，下脓如水晶者数升，即时痛止肿退，一月拄拐而行。予再以赤乌散，令涂贴其膝方愈。后十年过毗陵，率⑤其子列拜以谢云：向年脚疾，至今不复作，虽积年肾脏风，并已失去，今健步自若矣。

经云：邪之所凑，其气必虚，留而不去，其病则实。若不决而去之，而欲以补药攻疾，非徒无效而已也。余读《本事方》，有取乎此，故备录如上。

---

① 注：赵本、医学大成本作"至"，据文瑞楼本改。
② 獖（fén 坟）：阉割过的猪。
③ 鬻（yù 育）：卖。
④ 卧：赵本、医学大成本无，据文瑞楼本补。
⑤ 率：赵本、医学大成本作"牵"，据文瑞楼本改。

湿冷腰痛

湿冷腰痛者，坐卧湿冷，久久得之。《金匮》所谓肾着是也。其症痛而冷重，遇阴或久坐则甚，肾着汤主之。

肾着汤

生附汤

附子生，一分　苍术炒　杜仲姜汁炒，各半两　生干姜　白术　茯苓　牛膝酒浸，焙　厚朴制　甘草炙，各二两

上剉，每三钱，姜四片，枣二枚，食前服。

牵牛丸　治冷湿流注，腰疼不可屈伸。

黑牵牛　延胡索微炒　补骨脂三味另研，另捣，另炒，取末，各二两

上煨蒜研膏，丸如桐子大，每服五十丸，食前葱酒盐汤任下。《杨氏家藏方》

子和禹功散　治水气流注腰痛。

黑牵牛四两　茴香炒，一两

上为末，姜汁调一二钱服。

湿热腰痛

脾有湿热，传之于肾，得之醇酒厚味，内伤中气，湿热蕴积，流注肾经，令人沉重疼痛，遇天阴或久坐而发，其脉缓者是也。

东垣苍术汤

苍术五钱，去湿止痛　柴胡三钱，行经　防风一钱半，去风胜湿

黄柏一钱半，除热止痛

水二钟，煎至一钟，空心食前。

丹溪治湿热腰腿痛方。

龟板酒炙，二两　苍术　黄柏酒炒　苍耳　威灵仙酒浸，一两
侧柏半两

上为末，酒糊为丸，每用黑豆汁，煎四物汤，加陈皮、甘草、生姜，煎汤下。一方有白芍、知母。

肾虚腰痛

肾虚腰痛者，精气不足，足少阴气衰也。足少阴者，肾之经也。其脉贯脊属肾，抵腰中，精气不足，则经脉虚而痛。其症形羸气少，行立不支，而卧息少可，无甚大痛，而悠悠戚戚，屡发不已。经云：腰者肾之腑，转摇不能，肾将惫矣，此之谓也。丹溪云：肾虚者，其脉大。

《本事》麋茸丸

麋茸鹿茸亦可　菟丝子制，各一两　舶茴香五钱

上为末，以羊肾二对，陈酒煮烂去膜，研如泥，和丸桐子大，阴干。如羊肾少太干，以酒糊佐之，每服三五十丸，温酒或盐汤下。

青娥丸

破故纸四两，炒香　杜仲净，八两，姜汁炒　胡桃肉十两

上为末，酒糊丸梧子大，每三五十丸，空心温酒送下，蜜丸亦可。《百一》补髓丹，有鹿茸二两，没药一两。

无比山药丸

赤石脂煅　茯苓去皮木　山茱萸去核　巴戟去心　牛膝酒浸

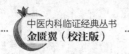

熟干地黄_{酒浸}　泽泻各一^①_两　菟丝_{酒浸}　杜仲_{去皮，切，姜汁炒}
山药各三两　五味子_{六两}　肉苁蓉_{酒浸，四两}

蜜丸梧子大，每服三十丸，空心温酒，或盐汤下。

余治一姓顾妇女，患肾虚腰痛，用猪腰二枚，破开纳盐水炒杜仲末缝好，煮熟去药，任意服之而愈。_{鹤年②}

食积腰痛

食积腰痛者，食滞于脾而气传于肾也。夫肾受脾之精，而藏焉者也。若食不消，则所输于肾者，非精微之气，为陈腐之气矣。而肾受之，乱气伤精，能无痛乎。亦有醉饱入房太甚，酒食之积，乘虚流入少阴，腰痛难以俯仰者，疏瀹其源，澄清其流，此大法也。或云四物合二陈，加麦芽、神曲、杜仲、黄柏、官桂、砂仁、葛花、桔梗之类。

神曲酒

陈久神曲一块，烧通红淬老酒，去神曲，通口吞青娥丸，两服顿愈。

青娥丸_{见前}

瘀血腰痛

瘀血腰痛者，闪挫及强立举重得之。盖腰者一身之要，屈伸俯仰，无不由之。若一有损伤，则血脉凝涩，经络壅滞，令人卒痛，不能转侧，其脉涩，日轻夜重者是也。

---

① 一：文瑞楼本作"三"。
② 鹤年：医学大成本无。

茴香酒

破故纸炒香　茴香炒　辣桂等分

上为末，每服二钱，热酒调，食前。故纸主腰痛，主行血。《仁斋》

《和剂》复元通气散　治闪挫腰胁痛。

舶上茴香炒　穿山甲蛤粉炒，各二两　延胡索醋炒　白牵牛炒　甘草炙　陈皮去白，各一两　南木香一两半

上为末，每服一钱，热酒调下，食前。

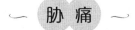

胁痛总论

经云：左右者，阴阳之道路也。又云：肝生于左，肺藏于右，所以左属肝，肝藏血。肝，阳也；血，阴也，乃外阳而内阴也。右属肺，肺主气。气，阳也；肺，阴也，乃外阴而内阳也。由阴阳五脏气血分属，是以左胁之痛，多因留血，右胁之痛，悉是痰积，岂可一概而言乎。虽痰气固亦有流注于左者，然必与血相搏而痛，不似右胁之痛，无关于血也。

肝郁胁痛

肝郁胁痛者，悲哀恼怒，郁伤肝气，两胁骨疼痛，筋脉拘急，腰脚重滞者是也。

枳壳煮散

枳壳四两，先煮　细辛　桔梗　防风　川芎各二两　葛根一两半　甘草一两

上为粗末，每服四钱，水一盏半，姜、枣同煎至七分，去滓，空心食前温服。

悲哀烦恼，肝气致郁，枳壳能通三焦之气，故以为君；肝欲散，故细辛、川芎、桔梗之辛以散之；肝苦急，故用甘草之甘以缓之。其用防、葛者，悲则气敛，借风药以张之也。

戴云：胁痛，身体带微热者，《本事》枳壳煮散良。若只是胁痛，别无他症，其痛在左，为肝经受邪，宜川芎、枳壳、甘草；其痛在右，为肝移病于肺，宜片姜黄、枳壳、桂心、甘草。此二方出严氏《济生续集》。

柴胡疏肝散

柴胡　陈皮醋炒，各二钱　川芎　芍药　枳壳　香附各一钱半　炙草五分

水煎，食前服。

调肝散　治郁怒伤肝，发为腰痛。

半夏制，三分　辣桂　宣木瓜　当归　川芎　牛膝　北细辛各二分　石菖蒲　酸枣仁去皮，炒　甘草炙，各一分

上剉细，每服三钱，姜五片，枣二枚，煎服。《仁斋直指》

《良方》香橘汤　治七情所伤，中脘不快，腹胁胀满。

香附　橘红　半夏姜制，各三钱　炙草一钱

上作一服，水二钟，生姜五片，红枣二枚，煎至一钟，食远服。

肝虚胁痛

肝虚者，肝阴虚也。阴虚则脉绌急，肝之脉贯膈布胁肋，

阴虚血燥，则经脉失养而痛，其症胁下筋急，不得太息，目昏不明，爪枯色青，遇劳则甚，或忍饥即发者是也。

滑氏补肝散

酸枣仁炒，四钱　熟地一钱　白术炒，一钱　当归　山茱萸山药　川芎　木瓜各一钱半　独活　五味各三分

上为末，每服五钱，水煎服。

肝体阴而用阳，此以甘酸补肝体，以辛味补肝用，加独活者，假风药以张其气也。一方有人参、黄芪、牛膝、石斛、柏子仁、桃仁，无山药、独活、五味。

补肝汤

干地黄三钱　白芍一钱半　当归　陈皮各一钱　川芎七分甘草五分

上六味，都作一服，水煎。此亦甘酸辛，兼补体用之法。

一方　阿胶为丸，梧子大，每服二钱，空心白滚汤下。

一方　鸡子黄一枚，调吞日二服。

以上二方，皆甘酸补肝体之法。

肾虚胸胁痛

房劳过度，肾气虚弱，羸怯之人，胸胁之间，多有隐隐微痛，此肾虚不能纳气，气虚不能生血之故，气与血犹水也。盛则流畅，少则壅滞，故气血不虚则不滞，既虚则鲜有不滞者，所以作痛。宜用熟地、破故纸之类补肾，阿胶、芎、归之类和血，若作寻常胁痛治，即殆矣。

戴云：曾有一人胁痛连膈，进诸药味并大便导之，其痛殊甚，后用辛热补剂，下黑锡丹方愈。此乃肾肝虚冷作痛，愈疏而愈虚耳。

肝火胁痛

肝火盛而胁痛者，肝气实也。其人气收善怒。经云：肝病者，两胁下痛引少腹，善怒。又云：肝气实则怒是也，其脉当弦急数实，其口当苦酸，其痛必甚，或烦热，或渴，或二便热涩不通。

龙荟丸方　丹溪云：治肝火胁痛要药。

龙胆草　当归并酒洗　栀子　黄连　黄柏　黄芩各一两　大黄酒浸　青黛　芦荟各五钱　木香二钱半　麝香五分

蜜丸小豆大，姜汤下二三十丸。

《元珠》云：一人性躁，夏月受热，忽左胁间痛，皮肤红如碗大，发水泡疮三五点，脉弦数，医作肝经郁火治之，用黄连、青皮、香附、川芎、柴胡之类，进一剂痛益甚，且增热，皮红大如盘，水疱疮又加至三十余粒。医以水调白郁金末敷，于前剂加青黛、龙胆进之，夜痛益甚，胁中如钩摘之状。次早视之，红已及半身矣，水泡又增至百数。后询黄古潭①，乃以大瓜蒌一枚，连皮捣烂，加粉草二钱，红花五分，药进而痛止。盖前药苦寒，益资其燥，瓜蒌之为物，柔而润滑，于郁不逆，甘缓润下，故奏效捷也。

污血胁痛

污血胁痛者，凡跌仆损伤，污血必归胁下故也。其症昼轻夜重，或午后发热，脉短涩或搏，其人喘逆。经云：肝脉搏

---

① 黄古潭：明代医家，新安医学奠基人汪机之弟子，明代著名医家孙一奎之老师。

坚而长，色不青，当病坠若搏，因血在胁下，令人喘逆是也。

东垣复元活血汤

柴胡半两　栝楼根　当归各三钱　红花　甘草　穿山甲炮，各二钱　大黄酒浸，一钱半　桃仁去皮尖，研如泥，五十枚

上除桃仁外，锉如麻豆大，每服半两，水盏半，酒半盏，同煎至七分，去渣，大温服之，以利为度。

《针经》云：有所堕坠，恶血留内，若有所大怒，气上而不下①，积于胁下，则伤肝。肝胆之经俱行于胁下，经属厥阴少阳，宜以柴胡为君，以当归和血脉。又痛者急也，甘草缓其急，亦能生新为臣。穿山甲、栝楼根、桃仁、红花破血润血为之佐，大黄酒制以荡涤败血为使，气味和合，气血有所归，痛自定矣。

芍药散　治妇人胁痛。

白芍药　延胡索　肉桂各一两　香附二两，醋一升，盐半两，同煮干

上为细末，每服二钱，不拘时，白汤下。

息积

《内经》曰：病胁下满，气逆，二三岁不已，病名曰息积。夫消息者，阴阳之更事也。今气聚于胁下，息而不消，积而不散，故满逆而为病。然气不在胃，故不妨于食，特害于气而已。治宜导引服药，药不可独治，善导引能行积气，药力亦借导引而行故也。《圣济》同下

推气散　治右胁痛，胀满不食。

片姜黄　枳壳　桂心各五钱　炙草二钱

---

① 下：赵本、医学大成本无，据文瑞楼本补。

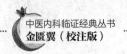

上为细末，每服二钱，姜、枣汤调下，食远服。

赤茯苓汤　治息积，胁下气逆满闷。

赤茯苓　桂心　陈皮炒，半两　高良姜一两　大腹皮五钱
吴茱萸三分　甘草一分

水煎三钱，空心温服，日二。

白术丸

白术陈土炒　枳实麸炒　桂心各一两半　人参　陈皮去白，炒
甘草蜜炙　桔梗炒，各一两

为末，蜜丸梧子大，空心酒下，三十丸，日二。

胸痛附

生地黄五斤绞取汁，微火煎三沸，投白蜜一升，再煎取
三升，每服半升，日三。

四肢肿

经云：结阳者，肿四肢。河间云：四肢者，诸阳之本也。
阳结故不得行于阴，阳脉不行，故留结而为肿也。

犀角汤

犀角屑　元参　连翘　柴胡各半两　麦门冬　芒硝各一两
升麻　木通各三钱　沉香　射干去毛　甘草炙，各一分

上为末，每服三钱，水一大盏，同煎至八分，食前，去
渣温服。

余曾治手十指独肿大者，与此药愈。有伤寒后手足肿而
赤者，与此亦愈。但去柴胡、沉香、芒硝不用，加枳壳一味。

盖柴胡散气，沉香行气，皆所以通留结之阳，然升、柴不必并行，而沉香之温燥，不如枳壳之和利也。芒硝泻阳明之阳，以其人便溏，故去之耳。

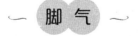

颤振，手足动摇，不能自主，乃肝之病，风之象，而脾受之也。肝应木，木主风，风为阳，阳主动；脾应土，土主四肢，四肢受气于脾者也。土气不足，而木气鼓之，故振振动摇，所谓风淫末疾者是也。

按：手足为诸阳之本，阳气不足，则四肢不能自主，而肝风得以侮之。肝应木，热生风，阴血衰则热而风生焉。故犯此症者，高年气血两虚之人，往往有之，治之极难奏功。

脚 气

脚气之源

《内经》曰：暑胜则地热，风胜则地动，湿胜则地泥，寒胜则地裂。寒暑风湿之气，虽本乎天，而皆入乎地，而人之足履之，所以往往受其毒也。始从足起，渐及小腹，甚乃上攻心胸，若不急治，遂至杀人，况五脏经络，脾与肝肾，皆从足指上走腹中，故脚气之候，或呕吐恶食，或腹痛不利，或二便闭塞不通，或胸中冲悸①，不欲见明，或精神昏愦，错语善忘，或头疼壮热，或身体冷痛，时觉转筋，或少腹不仁，或髀腿顽痹，或百节挛急，或缓纵不随，症状不一，以其自脚得之，故均谓之脚气。而又有干湿之异。干脚气之状，血脉痞涩，皮肤顽痹②，胫细酸疼，食减体瘦，脏腑秘滞，上冲烦闷。湿脚气之状，脚先肿满，或下注生疮，浸淫滋水，或上攻心腹，咳嗽喘急，面③浮膝肿，见食呕吐，为病不同，盖阴阳体脏所分，其为风毒湿气则一，要当随其病症所在而治之。

脚气痹挛

脚气痹挛者，寒气多也。寒则筋急，热则纵；寒则脉闭，热则流。寒搏于筋脉，则挛痹不能转移，艰于步履，甚则不可屈伸也。

肉苁蓉丸

苁蓉　牛膝　天麻　黄芪　首乌　木瓜各十两，酒五斤浸一日，晒入后药　狗脊　续断　萆薢各三两

共末，用木瓜三枚剜空，入青盐一两，开④口饭上蒸研成膏，入上件和丸，如干加酒，糊丸梧子大，盐汤酒任下三十丸。

---

① 冲悸：医学大成本为"怔悸"。
② 顽痹：医学大成本为"痛痹"。
③ 面：赵本作"而"，据医学大成本、文瑞楼本改。
④ 开：文瑞楼本作"闭"。

石南丸 脚气挛痹，去风湿，活血络，益元气。

石南　白术　牛膝_{同上酒浸}　天麻　防风　枸杞　黄芪_{二两}

鹿茸　桂_{一两}①

共为末，用木瓜一枚，去皮瓤蒸烂，捣膏入糊丸梧子大，酒下三五十丸。

《杨氏家藏方》 治寒湿脚气，腿膝疼痛，行步乏力。

胡芦巴酒浸一宿，焙，破故纸炒香各四两为末，以木瓜切顶去瓤，安药在内，令满，用顶合住签之，烂蒸捣丸梧子大，每服七十丸，空心温酒下。

脚气脚膝肿痛

脚膝肿痛者，风寒湿气客于气血，不能宣通，则壅滞为肿，凝涩②为痛。人之气血，得温则行，遇寒则止故也。又邪气初中，但在于下而未及乎上，所谓伤于湿者，下先受之也。疏导其下，固护其中，法斯善矣。

防己汤

防己　猪苓　郁李仁　槟榔　木通　枳壳　紫苏_{五钱}　赤茯苓　炙草_{一两}

姜水煎四钱。一方有白术。

经验加味二妙丸 治两脚湿痹疼痛，或如火燎，从足跗热起，渐至腰胯，或麻痹痿软，皆是湿热为病，此药主之。

苍术_{四两，米泔浸}　黄柏_{二两，酒浸晒干}　川牛膝_{一两，去芦}

防己　当归尾　川萆薢　龟板_{酥炙，各一两}

---

① 桂一两：文瑞楼本为"桂枝一两五钱"。

② 涩：赵本、医学大成本作"塞"，据文瑞楼本改。

上为细末，酒煮面极熟，糊丸如梧子大，每一百丸，空心姜盐汤下。

槟榔散 治风毒脚气肿痛。

橘叶 杉木节各一握

上用童子尿一盏，醇酒半盏，煎六分，滤清，乘热调槟榔末二钱。《仁斋》

脚气少腹不仁

《金匮》云：脚气上入少腹不仁，肾气丸主之。盖湿淫之气，自下侵上，肾虚阳弱，不能御之，则渐入少腹，而痹着不仁矣。肾气丸理肾之气者也，肾气得理，邪气自下，而不仁者仁矣。

肾气丸

熟地黄八两 黄肉 山药各四两 茯苓 泽泻 丹皮各三两 附子制 肉桂各一两

上八味末之，炼蜜为丸梧子大，每服三钱，空心淡盐汤下。

《三因》吴萸丸 治脚气入腹，腹中不仁，喘急欲死。

吴茱萸汤洗七次 木瓜去瓤，切片，日干，等分

上为末，酒糊丸梧子大，每服五十丸，至百丸，酒饮任下，或以木瓜蒸烂，研膏为丸尤妙。

脚气上气

脚气上气者，风毒湿气，循经上入于肺故也。肺主气而司呼吸，邪气入之，则气道奔迫，升降不顺，故令上气喘满，甚者不得偃卧也。

桑白皮汤

桑白皮炙，二两　陈皮一两　葶苈苦者炒研，一两　杏仁去皮尖，一两

共为末，水煎，姜枣汤，入末三钱，再沸温服，当利一二行，肿气下却瘥。三五日服一次。一方无杏仁。

《活人》桑白皮散

桑白皮　郁李仁各一两　赤苓二两　木香　防己各一两半　紫苏子　木通　槟榔　青皮各七钱半

每服三钱，姜三片，水煎。

<h3 style="text-align:center">脚气冲心</h3>

脚气冲心之候，令人心胸烦闷，呕吐气急，甚者脉绝不出欲死也。盖风湿毒气，初从足起，久而不治，则上冲心胃之分，最为急候。下气，除湿，泄毒，不可缓也。

吴茱萸汤

吴茱萸半两　木瓜一两　槟榔二两，鸡心者佳

水煎五钱，入竹叶一把，以快利为度。一法㕮咀，每服八钱，水一中盏半，生姜五片，煎至一盏，去滓，温服无时。

苏长史茱萸汤

吴萸六升　木瓜二枚

水一斗三升，煮取三升，分三服。如人行十里久，进一服。或吐，或汗，或利，或大热闷，即瘥。

木香汤

青木香　生黑豆皮二两　大黄炒　紫雪一两

水煎五钱，入紫雪三钱，分二服，顷再服，当下燥粪。

杉木节汤

杉木节　橘叶一升　大腹七枚，连皮　童便三升

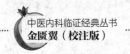
同煮取一升半，分二服。如一服得快利，即止。

唐柳宗元患脚气，夜半痞绝，左胁有块如大石，且死，困塞不知人三日矣，家人皆号哭。荣阳郑洵美传此方服之。半日顷，气通立愈。

犀角散　治脚气冲心，烦喘闷乱，头痛口干，坐卧不得。

犀角屑　枳壳去瓤，麸炒　沉香各七钱半　紫苏梗叶　槟榔　麦冬去心　赤苓去皮，各一两　木香　防风各半两　石膏研细，二两

上㕮咀，每服八钱，水一中盏半，煎至一大盏，去渣，入淡竹沥一合，更煎一二沸，温服不拘时。

脚气肿满渐成水状

脚气肿①满渐成水状者，邪气上攻脾肾也。夫脾，土气也。肾，水气也。脚气者，清湿之疾，其气最易感于脾肾，同气相求之义也。脾受邪则湿气不行，肾受邪则水气不化，水湿二气，内外合邪，积而成满，闭而成胀也。

赤苓汤

赤茯苓　防己　桑白皮　陈皮一两半　旋复五钱　杏仁　麻黄去根节　白术　紫苏一两

水煮黑豆汁钟半，煎药五钱，姜半分。

脚气瘥后复发

脚气瘥后，邪气未尽，正气未复，或触恼怒，或感风湿，则其疾复发，与前症往往相似，然与前法辄不应，要在随时令、审气体而治之。

---

①　肿：赵本、医学大成本作"冲"，据文瑞楼本改。

四斤丸 干湿脚气瘥后，常服令永不发。

牛膝　木瓜　肉苁蓉　天麻各一斤

酒五升，浸一日，晒干为末，用浸酒熬膏，丸梧子大，酒下三十丸。

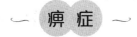

痹 症

痹症统论

《内经》谓风寒湿三气杂至合为痹，其风气胜者为行痹，寒气胜者为痛痹，湿气胜者为着痹。行痹者，行而不定，世称谓走注疼痛是也。痛痹者，疼痛苦楚，世称谓痛风是也。着痹者，着而不移，世称谓麻木不仁是也。夫痹者闭也，五脏六腑之正气，为邪所闭，则痹而不仁也。

《内经》论痹，又有骨、筋、脉、肌、皮五痹。大率风寒湿所谓三痹之病，又以所遇之时，所客之处而命其名，非此行痹、痛痹、着痹之外，又别有骨痹、筋痹、脉痹、肌痹、皮痹也。风寒湿三气袭人经络，入于骨则重而不举，入于脉则血凝不流，入于筋则屈而不伸，入于肉则不仁，入于皮则寒，久不已则入五脏。烦满喘呕者肺也。上气嗌干厥胀者心也。多饮数溲，夜卧则惊者肝也。尻以代踵，脊以代头者肾也。四肢懈惰，发咳呕沫者脾也。大抵显脏症则难治矣。

行痹

行痹者，风气胜也。风之气善行而数变，故其症上下左右，无所留止，随其所至，血气不通而为痹也。治虽通行血气，宜多以治风之剂。又《寿夭刚柔篇》云：病在阳者名曰风，病在阴者名曰痹，阴阳俱病，名曰风痹。风痹云者，以阳邪而入于阴之谓也。故虽驱散风邪，又必兼以行血之剂。又有血痹者，以血虚而风中之，亦阳邪入阴所致也。盖即风痹之症，而自风言之，则为风痹；就血言之，则为血痹耳。若其他风病而未入于阴者，则固不得谓之痹症矣。

四妙散 治行痹走注疼痛。

威灵仙酒浸，焙干，五钱　羖羊角灰三钱　苍耳子一钱半　白芥子一钱，炒

细末，每服一钱匕，姜汤下。

如意通圣散 治行痹走注疼痛。

当归　陈皮　麻黄　炙草　川芎　御米壳　丁香等分

上用慢火同炒令黄色，每服三钱，水煎服。

按：麻黄之猛，而得粟壳之涩，则内行经络，不复外发皮毛，故得治痹痛之疾。芎、归所以行血，陈皮、丁香所以行气，气血以行，邪气以去，炙草则和药缓急之用耳。慢火同炒者，欲令气味和合，使不相骜而相就也。

丹溪治痹走注疼痛方。

苍术　黄柏各酒炒，二钱　酒威灵仙　白芥子　羚羊角灰各一钱

生姜一片，水煎服。

摩风膏

蓖麻子一两，去皮研　草乌头半两，生用　乳香一钱，另研

以猪脂炼，去滓成膏，入药搅匀，以手心摩娑如火之热，却以药涂摩攻注之处，大妙。

痛痹

痛痹者，寒气偏胜，阳气少，阴气多也。夫宜通而塞，则为痛。痹之有痛，以寒气入经而稽迟，泣而不行也。治宜通引阳气，温润经络，血气得温而宣流，则无壅闭矣。河间云：痹气身寒，如从水中出者，气血不行，不必寒伤而作，故治痛痹者，虽宜温散寒邪，尤要宣流壅闭也。

没药散　治遍身百节，走注疼痛。

没药二两，另研　虎骨四两，酥炙

上为细末，每服五钱，酒下，日三服。

一粒金丹

草乌头剉，炒　五灵脂各一两　地龙去皮，炒　木鳖子各半两　白胶香一两，另研　当归去芦，一两　麝香一钱，另研

上为细末，糯米糊丸梧子大，每服三丸，温酒下，服药后微汗为效。原方有细墨、乳香各半两，没药一两。八神丹有防风，无当归、细墨、麝香、没药，面糊丸。酒服十丸，云：汗出则群麻自散。

着痹

着痹者，湿气胜也。夫湿，土气也，土性重缓，营卫之气与湿俱留，则着而不移，其症多汗而濡，其病多着于下，

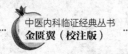
有挟寒、挟热、在气、在血之异，须审而治之。

经验加味二妙丸方见脚气脚膝肿痛

治湿热在下在血之剂，两足湿痹疼痛，或如火燎，从足跗热起，渐至腰胯，或麻痹痿软，皆是湿热为病，此药主之。一方无草薢，有虎胫骨一两。

又治妇人脚疼怕冷，夜剧日轻。

生地　白芍　归梢各五钱　黄柏炒　黄芩　白术　苍术
陈皮各三钱　牛膝二钱　甘草梢一钱

上分四服，水煎，带热服。

> **按：** 足三阴虚而湿热袭之，多为脚痛，二术、二黄并除湿热，地、芍、归、膝益阴，陈皮、甘草和中，阴气益则热易清，中气和则湿易除，与加味二妙同一机轴。

除热蠲痛汤　湿痹气分多者，用此分而消之。

苍术米泔浸，炒　白术　羌活　茯苓　泽泻　陈皮各一钱
甘草五分

水煎，入姜汁、竹沥各二三匙。

大羌活汤

羌活　升麻各一钱　独活七分　苍术　防风　甘草　威灵
仙　茯苓　当归　泽泻各五分

上剉作一服，水二盏，煎至一盏，温服，食前后各一服。忌酒面生冷硬物。

罗谦甫云：真定张大，素嗜酒。五月间病手指节肿痛，屈伸不利，膝膑亦然，心下痞闷，身体沉重，不欲食，食即欲吐，面色萎黄，精神短少。至六月间，求予治之。诊其脉，

沉而缓，缓者脾也。《难经》云：俞主体重节痛，俞者脾之所主，四肢者脾之所属。盖其人素嗜酒，加之时助湿气大胜，流于四肢，故为肿痛。《内经》云：诸湿肿满，皆属脾土。仲景云：湿流关节，肢体烦疼，此之谓也。《内经》云：湿淫于内，治以苦温，以苦发之，以淡渗之。又云：风胜湿，羌活、独活苦温，透关节而胜湿，故以为君；升麻苦平，威灵仙、苍术、防风，苦辛温发之者也，故以为臣；血壅而不流则痛，当归辛温以散之，甘草甘温益气，泽泻咸平，茯苓甘平，导湿而利小便，以淡渗之，使气味相合，上下分散其湿也。

热痹

热痹者，闭热于内也。《内经》论痹有云其热者，阳气多，阴气少，病气胜，阳遭阴，故为痹热。所谓阳遭阴者，腑脏经络，先有蓄热，而复遇风寒湿气客之，热为寒郁，气不得通，久之寒亦化热，则顽痹熻①然而闷也。

升麻汤

升麻　射干　甘草　川芎各二两　麦冬　葳蕤　生姜各三两　赤小豆炒，三合　人参二两

每服四钱，入生地黄汁半合，青竹叶十五片，水煎，温服无时。

河间升麻汤　治热痹，肌肉热极，体上如鼠走，唇口反纵，皮色变。

升麻三两　茯苓　人参　防风　犀角　羚羊角　羌活各一两

① 熻（xī 息）：燃烧，热。

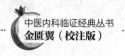

官桂三钱

上为末，每服四钱，水二盏，姜二片，竹沥半酒杯，同煎至一盏，温服无时。

《千金》犀角汤　治热毒流入四肢，历节肿痛。方见风症

肠痹

肠痹者，《内经》所谓数饮而出不得，中气喘争，时发飧泄是也。夫大肠者，传导之腑，小肠者，受盛之官，皆水谷气味，出入之要路也。今风寒湿三气痹之，邪气独留，正气遂闭，由是水道不通，糟粕不化，则虽多饮而不得溲便，中气喘满而时发飧泄也。

吴茱萸散　治肠痹，寒湿内搏，腹痛气急，大便飧泄。

吴茱萸汤炮，焙干　干姜炮①　甘草炙　肉豆蔻煨，各五钱　砂仁　神曲　白术各一两　厚朴姜汁炒　陈皮去白，焙　良姜各二两

上为末，每服一钱，食前米饮下。

胞痹

胞痹者，《内经》云：少腹膀胱，按之内痛，若沃以汤，涩于小便，上为清涕是也。膀胱藏津液而禀气化，邪气痹之，水气不行，则蓄而生热，积而成实，故按之内痛，若沃以汤而涩于小便也。足太阳之脉，其直行者从巅入络脑，邪气不得下通于胞者，必反而上逆于脑，脑气下灌出于鼻窍，则为清涕也。

---

① 炮：文瑞楼本作"泡"。

肾沥汤 治胞痹，小腹急痛，小便赤涩。

麦冬　五加皮　犀角镑，各一钱　杜仲　桔便　赤芍　木通各一钱半　桑螵蛸一个

上水盏半，入羊肾一只，去脂膜切细，竹沥少许，同煎一盏去滓，空心顿服，日再服。一方有桑皮，无螵蛸。

按：肠痹、胞痹，同为内痹，而胞痹为肾虚，热壅膀胱；肠痹为风寒湿着于脾胃。肾沥汤，用清凉以化热壅；吴茱萸散，用辛辣以开邪痹也。

肾着汤 治胞痹，小便不通。

臂痹

臂痹者，臂痛连及筋骨，上支肩胛，举动难支，由血弱而风中之也。

十味剉散

附子　黄芪　当归　白芍各一钱　川芎　防风　白术　茯苓　肉桂各七分　熟地酒浸，焙干，二钱

上水一钟，姜三片，枣二枚，食后临卧服。

《本事方》服桑枝法

桑枝一小升，细切炒香，以水三大升，煎服二升，一日服尽无时。《图经》云：桑枝平，不冷不热，可以常服，疗体中风痒，干燥脚气，四肢拘挛，上气眼晕，肺气嗽，消食，利小便，久服轻身，聪明耳目，令人光泽，兼疗口干。《仙经》云：一切仙药，不得桑枝煎不服。出《抱朴子》。政和间，予尝病二臂痛，服诸药不效，根据此作数剂，臂痛寻愈。

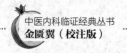

治风寒湿痹，四肢麻木不仁，乌头粥法。

川乌头生末四钱，用香熟白米作粥半碗，慢火同熬，令稀薄不要稠，下姜汁一茶匙许，蜜三大匙，搅匀，空心啜之为佳。如若中湿，更入薏苡米二钱，增米作一中碗服。许氏云：此粥大治手足麻木不遂，肿痛不能举者。左氏风淫末疾，谓四肢为末也，脾主四肢，风邪客于肝则淫脾，脾为肝克，故疾在末，此以谷气引风湿之药，径入脾经，故四肢得安。此汤剂极有力，予尝以此方授人，服者良验。

挛症

挛皆属肝。经云：肝主身之筋膜故也。有热，经云：肝气热，则筋膜干。筋膜干，则筋急而挛是也。有寒，经云：寒多则筋挛骨痛。又云：寒则筋急是也。有湿热，经云：湿热不攘，大筋软短，小筋弛长，软短为拘，弛长为痿是也。有虚，经云：脉弗荣则筋急，屈伸不利。仲景云：血虚则筋急是也。

治案：杨吉老[①]治歙丞张德操内筋挛，脚不得屈伸，逾年，动则令人抱。杨吉老云：此筋病，宜服下三方，一年而愈。

治筋极，**养血地黄丸**。春夏服之

熟地　蔓荆各一分　山萸　黑狗脊炙　地肤子　白术　干漆　蛴螬炒　天雄　车前子各三分　草薢　山药　泽泻　牛膝

上为细末，炼蜜为丸，如梧子大，每服五十丸，温酒下空心。

---

① 杨吉老：即杨介。字吉老，北宋医家。

治筋痹肢节冷痛，**羚羊角汤**。秋服之

羚羊角　肉桂　附子　独活各一两三钱半　白芍　防风　川

芎各一两

上为粗末，每服五钱，水一盏半，生姜同煎至八分，取清汁服，日可二三服。

治寒冷湿痹，留于筋脉，挛急不能转侧，**乌头汤**方。冬服之

大乌头　细辛　川椒　甘草　秦艽　附子　官桂　白芍各七分　干姜　茯苓　防风

当归各一两　独活一两三钱五分

上为粗末，每服三钱，水一盏半，枣一枚，同煎至八分，去滓，空心食前服。

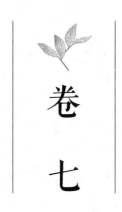

卷
七

咳 嗽

咳嗽统论

经言五脏六腑，皆令人咳。盖有自外而入者，风寒暑湿燥火是也；有自内而发者，七情饥饱劳伤是也。风寒诸气，先自皮毛而入，皮毛者肺之合，皮毛受邪，内从其所合则咳者，自外而入者也。七情饥饱，内有所伤，则邪上逆，肺为气出入之道，故五脏之邪，上触于肺亦咳，此自内而发者也。然诸气所感，有不为嗽者，病邪特甚，径伤脏腑，不留于皮毛。七情所伤，亦有不为嗽者，病邪尚浅，止留本脏，未即上攻。所以伤寒以嗽为轻，而杂病以嗽为重也。

咳嗽一症，其因实多。辨证不明，妄投希效，亦安赖有医治哉。当按昔贤所述，如咳嗽有风寒、有火、有劳、有痰、有肺胀。风寒者，鼻塞声重，恶风寒是也，宜发散行痰。又有咳喘声哑，或咽痛遇冷则发者，此谓寒包热也，解表则热自除。肺中有痰者，遇冷亦发，宜解表豁痰。火郁者，咳多痰少，面赤焦烦是也。劳者，盗汗出，痰多唾红，作寒热是也。痰者，咳动便有痰，痰出咳止是也。肺胀者，动则喘满，气急声重是也。丹溪以上数条，合而观之，参之居养，合之气体，虽有不中，亦不远亦。

治嗽最要分别肺之虚实，痰之滑涩，邪之冷热，及他脏有无侵凌之气，六腑有无积滞之物。虚者人参、黄芪之属补之，使气充则脏自固。实者葶苈、杏仁之属泻之，使邪去则肺自宁。痰滑者，南星、半夏之属燥其湿。痰涩者，瓜蒌、杏仁之属润其燥。寒者，干姜、细辛温之。热者，黄芩、栀子清之。气侵者，五味、芍药收其气，使不受邪也。积滞者，枳实、瓜蒌逐其客，使无来犯也。

冷嗽

冷嗽者，身受寒气，口饮寒浆得之。盖肺主气，外合皮毛，而其经内循胃口，故外内得寒，皆能伤之。经云：形寒饮冷，外内合邪，因而客之，则为肺咳是也。其症呼吸不利，呕吐冷沫，胸中急痛，恶寒声嘶，得温则减，得寒益甚。

仲景小青龙汤　散外寒，蠲内饮。

麻黄　芍药　干姜　炙甘草　细辛　桂枝各三两　五味子　半夏各升半

上八味，以水一斗，先煮麻黄减二升，去上沫，内诸药，煮取三升，去滓，温服一升。

此散寒蠲饮之神剂。东垣云：肺寒气逆，则宜五味子同干姜治之。有痰者以半夏为佐。按：《金匮》厚朴麻黄汤，加厚朴、石膏、杏仁、小麦，减桂枝、芍药。《圣济》干姜汤，加紫菀、杏仁，减芍药、细辛、半夏。《外台》羊肺汤，加款冬、紫菀、白前、食茱萸，减麻黄、芍药、半夏。《易简》杏仁汤，加人参、茯苓、杏仁，去麻黄。其干姜、五味、甘草，则四方如一辙也。盖本一青龙而各有裁制耳。

加减麻黄汤

麻黄去节，一两　桂枝　炙甘草各半两　陈皮　半夏各七钱　杏仁五十个，去皮尖，微妙另研上细剉，每三钱，紫苏七叶，生姜四片，煎服。

三拗汤

麻黄　杏仁　甘草炙，各等分

上咬咀，每服三钱，生姜三片，煎服微汗愈。深师有细辛；《外台》加桂枝，名小投杯；《和剂》加苏子、茯苓、桑皮，名华盖散。

《圣济》饴糖煎

饴糖　干姜炒，一两半　豉炒，二两　杏仁五十个，去皮尖

上分二剂，煎去滓，入饴糖，干姜末，服。

按：咳嗽经年不愈，余无他症，服药无效者，得三拗汤恒愈。多用清凉，屡发屡甚，别无热症者，得饴糖煎遂瘥。不可不知也。《局方》于麻黄、杏仁、甘草中，加阿胶、贝母、桑叶、知母、款冬、半夏，盖杂清润于辛温之内，凡阴虚邪伏者，服之最宜，名款冬花散。

热嗽

热嗽有久暴之异，暴者时热伤肺也，肺象金而恶热，得之则脉数，气促，口渴，胸膈不利，咽喉肿痛。子和云：热乘肺者，急喘而嗽，面赤潮热，手足寒，乳子每多有之。久者风寒不解，久而化火，肺受火邪，气从火化，有升无降，其候咳唾痰浊，烦热口渴，或吐脓血，甚者身热不已，则成肺劳。

六味竹叶石膏汤

石膏煅　淡竹叶　桔梗　薄荷叶　木通　甘草各一钱

水煎服。

又治热嗽，诸药不效者方。

人参　石膏　甘草　半夏　麦冬　知母　五味　杏仁
枇杷叶

水煎服。

按：五味子治嗽，新病惟热伤肺者宜之。若风寒所
客，则敛而不去矣。久病气耗者，非五味子不能收之，
然热痰不除，则留固弥坚矣。

紫菀丸　《衍义》云：一妇人患肺热久嗽，身如炙，肌
瘦，将成肺劳，以枇杷叶、木通、款冬花、紫菀、杏仁、桑
白皮各等分，大黄减半，各如常制治讫，同为末，炼蜜丸如
樱桃大，食后夜卧，各含化一丸，未终剂而愈。此泻肺中积
热之剂。

人参清肺汤《和剂》　治肺痿，吐血，年久劳嗽，喘急坐
卧不安。

人参　炙甘草　阿胶炒　杏仁去皮尖　桑皮　知母　粟壳
去蒂盖，蜜炙　乌梅去核　地骨皮各等分

每服三钱，水钟半，姜一片，枣一枚，食后温服。

按：此方治劳嗽最宜，盖以温补虚损之阴，以酸收
散亡之阳也。

元霜膏　治虚劳热嗽，咯血唾血神效。

乌梅汁　梨汁　柿霜　白沙糖　白蜜　萝卜汁各四两　生

姜汁一两　赤茯苓末八两，用乳汁浸晒九次　款冬花　紫菀并末，各二两

上共入砂锅成熬成膏，丸如弹子大，每一丸，临卧含化咽下。

定肺丸

款冬花　紫菀　知母　贝母　人参　炙甘草　桑白皮　马兜铃　御米壳　五味子　麦冬　百部　乌梅肉等分

上为细末，炼蜜丸樱桃大，嚼化下一丸。

《直指》人参紫菀散　治虚劳咳嗽。

人参　五味子　紫菀茸　陈皮　贝母　紫苏叶　桑白皮炒，各一两　白茯苓二两　杏仁　甘草炙，各七钱五分　川芎　半夏曲　阿胶蛤粉炒，五钱

上咬咀，每服一两，水二钟，姜七片，乌梅一个，煎一钟，温服。

郁热嗽

郁热者，由肺先有热，而寒复客之，热为寒郁，肺不得通，则喘咳暴作。其候恶寒，时有热，口中干，咽中痛，或失音不出是也。宜辛以散寒，凉以除热，或只用辛散，使寒去则热自解。若遽以苦寒折之，邪气被抑，遗祸不少。

《本事》利膈汤

鸡苏叶　荆芥　桔梗　牛蒡子　甘草　僵蚕　元参各一两

上为末，每服一钱，沸汤点服，日三。

方古庵①云：肺主皮毛。人无病之时，营卫周流，内气自皮肤腠理通达于外，一或风寒外束，则内气不得外达，便

---

① 方古庵：即方广。号古庵，明代医家，撰有《丹溪心法附余》。

从中起，所以火升痰上，故咳嗽。宜用辛温或辛凉之剂，以发散风寒，则邪退正复嗽止也。

饮气嗽

饮气嗽者，其症喘咳上气，胸膈注闷，难于偃卧。许仁则[1]云：由所饮之物，停澄在胸，水气上冲入肺，便成咳嗽，此而不治，则为水气。《医余》亦云：此症宜利水道，化痰下气，不尔则成水。

深师白前汤

白前二两　半夏　紫菀各三两　大戟七合

水一斗，渍一宿，煮取三升，分作数服。

芫花散

芫花　干姜　白蜜等分

上用前二味为末，内蜜中搅令相和，微火煎如糜，服如枣核一枚，日三夜一。《备急方》用枳壳二两炒，水煮去滓，内白糖一斤，服如枣大。

葶苈大枣泻肺汤

葶苈不拘多少，炒金黄

上件细研，丸如弹子大，水三盏，枣十枚，煎一盏，去枣入药，煎七分，食后服。

孙兆治一人吐痰，顷间已升余，咳不已，面色郁暗，精神不快。兆告曰：肺中有痰，胸膈不利，当服仲景葶苈大枣汤，一服讫，已觉胸中快利，略无痰唾矣。《外台》用葶苈、杏仁各一升，大枣六十枚，合捣如膏，加蜜作丸梧子大，桑

---

① 许仁则：唐代医家，撰有《子母秘录》。

白皮饮下六七十丸，以大便通利为度。《本事》枣膏丸，无杏仁，有陈皮、苦桔梗，枣肉丸梧子大，每服五七丸，饮下。许叔微云：余常患停饮，久渍肺经，食已必嚏，渐喘，觉肺系急，服此良验。

苏子降气汤 治年久肺气，咳嗽喘逆，上盛下虚，痰涎壅盛，胸膈噎塞。

紫苏子炒　半夏制，各钱半　前胡　甘草炙　厚朴姜汁炒　陈皮去白，各一钱　当归一钱半　沉香七分

水二钟，生姜三片，煎至一钟，不拘时服。虚冷人加桂五分，黄芪一钱。

一人痰嗽，胁下痛，以白芥子、瓜蒌、桔梗、连翘、风化硝、竹沥、姜汁加蜜丸噙化，茶清下。

按：痰饮有寒有热，凡咳而面赤，胸腹胁常热，惟手足乍有凉时，其脉洪者，热痰在胸膈也。宜寒润清膈之剂下之。面白悲嚏，胁急胀痛，脉沉细弦迟者，寒痰在胸膜，宜以辛热去之。

痰热久嗽，气急胸满，知母、杏仁、萝卜子、贝母各二钱，生姜一斤，水煎服。

玉液丸 治热痰壅盛，咳嗽烦热。

寒水石烧令赤，出火毒，水飞过，三十两　半夏洗焙为末，十两　白矾枯，十两，细研

上合研，面糊丸梧子大，每服三十丸，食后淡姜汤下。

治妇人形瘦，有时夜热痰嗽，月经不调。

香附童便浸，晒干，上　瓜蒌中　青黛下

上为末，姜汁蜜调，噙化豆大一丸。

食积咳嗽

食积咳嗽者，谷肉过多，停凝不化，转为败浊，随呼吸之气而上溢入肺。肺者清虚之腑，不能容物，则有咳而出之耳。王节斋云：因咳而有痰者，咳为重，主治在肺。因痰而致咳者，痰为重，主治在脾。但是食积成痰，痰气上升，以致咳嗽，只治其痰，消其积，而咳自止，不必用肺药以治嗽也。

瓜蒌丸

瓜蒌仁　半夏　山楂　神曲等分

上为末，以瓜蒌瓤拌为丸，竹沥、姜汤送下。

《元珠》云：食积痰嗽，非青黛、瓜蒌仁不除。其人面色青黄不常，或面上如蟹爪络，一黄一白者是也。

又方　杏仁、萝卜子，各二两为末，粥丸服。

又方　治食积痰嗽发热，二陈加瓜蒌、莱菔子、山楂、枳实、神曲。

燥咳

肺燥者，肺虚液少而燥气乘之也。其状咳甚而少涎沫，咽喉干，气哽不利。子和云：燥乘肺者，气壅不利，百节内痛，皮肤干燥，大便秘涩，涕睡稠黏。洁古云：咳而无痰者，宜以辛甘润其肺也。

延年天门冬煎

生天门冬煎汁，一升　生地黄汁五升　橘皮　炙甘草　人参二两　白蜜五合　牛酥二合　白糖五两　杏仁一升　贝母　紫菀

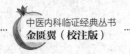

通草三两　百部　白前二两　生姜汁一合

上以水六升，煮贝母等取二升五合，去滓，入天门冬、地黄汁煎减半，内酥、蜜、姜汁等煎，令可丸，取如鸡子黄大，含咽之，日四五次。

杏仁煎

杏仁一升，去皮尖　白糖　酥　生姜汁一合　蜜五合　贝母八合，别研　苏子一升，研取汁

上先捣杏仁如泥，内后六味，同煎如稠糖，取如枣大含咽之，日三。

又有一种肝燥碍肺者，其症咳而无痰，胁痛潮热，女子则月事不来，此不当治肺而当治肝。盖本非肺病，肝血燥，则肝气强而①触肺脏也，滋之调之，血液通行，干咳自愈。

《千金》豕膏丸

发灰　杏仁熬令黄色

上二味，等分研如脂，以猪膏和酒服，如桐子大三丸，日三，神良。

上清丸　清声润肺，止咳嗽，爽气定神。

白砂糖八两　薄荷叶四两　柿霜四两　硼砂　寒水石　乌梅肉各五钱　片脑五分

上为末，甘草水熬成膏，和丸芡实大，每一丸噙化。

虚寒嗽

虚寒嗽者，其寒不从外入，乃上中二焦，阳气不足而寒动于中也。或初虽起于火热，因过服寒凉消克，以致脾土受

---

① 而：文瑞楼本此后有"上"。

伤而肺益失养，脉微气少，饮食不入者，急宜温养脾肺为主也。

加味理中汤

人参　白术　干姜_生　甘草_炙　橘红　茯苓　半夏　细辛　五味_{等分}

上㕮咀，每服三钱，姜枣煎，食前服。戴元礼云：饮水一二口而暂止者，热嗽也。呷热汤而得停者，寒嗽也。治热嗽以小柴胡加五味，冷嗽以理中汤加五味，皆已试之验。《直指方》理中丸加阿胶、五味。

《济生》紫菀汤　治肺虚实嗽喘急，无热症者。

紫菀茸_洗　干姜_炮　黄芪　人参　五味子　钟乳石　杏仁麸①_{炒，去皮尖}　甘草_{炙，各五钱}

上㕮咀，每服四钱，水一盏，姜五片，枣一枚，煎服。

肾咳

肾虚气逆者，肾之脉从肾上贯肝膈，入肺中，循喉咙。肾中阴火上炎入肺则咳。肾中阴水随经入肺亦咳。《内经》云：咳嗽烦冤者，是肾气之逆也。又少阴所谓咳呕上气喘者，阴气在下，阳气在上，诸阳气浮，无所依从，故咳呕上气喘也。水则《济生》肾气补而逐之，火则六味、都气之属，引而下之。又有一种少阴肾症，水饮与里寒，合而作嗽，腹痛下利者，宜真武汤加减治之。

真武汤

白茯苓　白术　白芍_{各一两}　熟附子_{半两}

---

① 麸：文瑞楼本作“面”。

上剉散，每二钱半，加生干姜、细辛、五味子各半钱，姜三片，食前煎服。

咳嗽失音

咳而失音，有新久虚实之异。新者多实，痰火闭郁，所谓金实不鸣也。久者多虚，肺损气脱，所谓金破亦不鸣也。实者逐邪蠲饮易治。虚者补肺养气难治。亦有肺已虚损，而风寒未尽，或痰火闭塞者，则攻补俱碍，其治尤难也。

诃子饮　治久嗽语声不出。

诃子肉　杏仁各一钱，炒　通草一钱半

分二服，每服水二钟，姜三片，煎一钟，食远温服。

一方　诃子四个，有桔梗一两半，甘草二寸。

杏仁煎　治嗽失音不出。

杏仁三两，研泥　生姜汁　蜜各一两　木通　桑白皮　贝母各一两二钱　紫菀　五味各一两

水三升，煎半升，去滓，入杏仁、蜜、姜汁，再熬成稀膏，食后卧，噙化一匙。

又方　皂角一握，去皮弦子，萝卜三个，切片，水一碗，煎至半碗服之。不过三服，能使语出声。

治盛寒失音不语，咽喉痒痛。

桂心　杏仁各一两

为末，蜜丸樱桃大，绵裹咽津。

戴云：有嗽而咽痛失音，多进冷剂而声愈不出者，宜生姜汁调消风散，少少进之。或只一味姜汁亦得。又云：声哑声，寒包其热也，宜细辛、半夏、生姜之属，辛以散之。若

痰热壅于肺者，金空则鸣，必清肺中邪滞，用清咽宁肺汤主之。

清咽宁肺汤

桔梗_{二钱}　炒山栀　黄芩　桑皮　甘草　前胡　知母　贝母_{各一钱}

水二钟，煎八分，食后服。

《和剂》款冬花散　治肺已虚而风寒未尽，喘满烦闷，痰涎壅盛，鼻塞流涕，咽喉不利。

杏仁　阿胶_炒　麻黄_{去根节}　半夏_{汤洗，姜制}　款冬花　桑叶知母　贝母_{各一两}

上咬咀，每服二钱，水一钟，姜三片，水煎，食前温服。

《准绳》用炙甘草与半夏加一倍

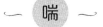

喘

喘统论

《三因方》云：喘病肺实者，肺必胀，上气，咽中逆，如欲呕状，自汗。肺虚者，必咽干无液，少气不足以息也。王宇泰云：喘而无汗，烦躁，脉浮大者，汗之。喘而有汗，腹满，脉沉实者，下之。又云：喘而自汗，腹满便秘，气口脉大于人迎，下之无疑，外此则不宜轻下也。

咳嗽气急，喉声如鼾者为虚。喉中如水鸡声者为实。戴复庵云：有痰喘，有气喘，有胃虚喘，有火炎上喘。痰喘者，凡喘便有痰声。气喘者，呼吸急促而无痰声。胃气虚喘者，抬肩撷肚①，喘而不休。火炎上喘者，乍进乍退，得食则减，食已复甚。大概胃中有实火，膈上有稠痰，得食入咽，坠下痰涎，其喘即止。稍久食已入胃，反助其火，痰再升上，喘反大作。俗不知此，作胃虚治，以燥热之药者，以火济火也。

痰实肺闭

肺虚如器而不容物，痰热实之，则气不得宣，呼吸壅滞，喘急妨闷，胸膈痞痛彻背者，宜《济生》瓜蒌实丸。此与水气相似，但水即饮也，饮体稀而痰质稠，饮多寒而痰多热耳。

《济生》瓜蒌实丸

瓜蒌实研　枳实去瓤，麸炒　桔梗　半夏等分

上为末，姜汁打糊为丸，如梧子大，每服五七十丸，食后淡姜汤下。

《元戎》葶苈大枣汤

葶苈二两，炒紫色，杵成丸

以水三升，大枣二十枚，同煮取二升，去滓，内麻黄、五味子各半两，取清，令二日服一剂尽，瘥。《外台》方：葶苈、杏仁二味，杵末，枣肉丸。此又加麻黄、五味，其用弥广矣。

水气乘肺

喘因水气乘肺者，经所谓不得卧，卧则喘者，是水气喘

---

① 撷（xié 协）肚：形容有喘证者腹部呼吸起伏大。

而不客也。古法心下有水气，上乘于肺，喘而不得卧者，以《直指》神秘汤主之。若肾中水邪干肺者，则《济生》肾气丸主之。

神秘汤

人参　陈皮　桔梗　紫苏　半夏　桑皮　槟榔各一钱　炙甘草五分　五味子十五粒

上用水姜煎，食远温服。

寒邪入肺

喘因寒邪入肺者，经曰：邪在肺，则病皮肤痛，寒热，上气喘咳动肩背，因背受寒邪，伏于肺中，关窍不通，呼吸不利，右寸沉而紧，亦有六部俱伏者，宜发散，则身热退而喘定。小青龙、三拗汤之属。若内兼火热，外显烦躁者，宜散而兼清，麻杏甘石之属。

小青龙汤

麻黄　桂枝　芍药　细辛　甘草各三两　干姜三两　半夏五味子各半升

上以水一升，先煮麻黄去上沫，内诸药，煮取三升，强人服一升，羸者减之。

三拗汤方见咳门

令火烁金

喘因夏月火烁肺金者，上焦热甚，烦渴，多汗，肺主气而属金，金畏火逼，气不得降而反上行，从化于火也。

人参白虎汤

人参　石膏　知母　甘草　粳米

肾虚气逆

喘因肾虚，气吸不下者，或因气自小腹下起而上逆者，但经微劳，或饥时即发。宜以六味补阴之属，壮水配火。若足冷面热者，须以八味安肾之属，导火归元。

安肾丸

肉桂去粗皮，不见火　川乌头炮，去皮脐，各十六两　桃仁麸炒　白蒺藜炒去刺　巴戟去心　山药　茯苓　肉苁蓉酒浸，炙　石斛去根，炙　萆薢　白术　破故纸各四十八两

上为末，炼蜜为丸梧子大，每服三十丸，盐汤送下，空心食前。

小安肾丸　治肾虚冷惫，阴火上升，喘嗽，齿痛，腰痛。

香附子　川乌头　川楝子以上各一斤，用盐四两，水四升，同煮，候干切焙　茴香十二两　熟地黄八两　川椒去目及闭口者，炒出微汗，四两

上六味为细末，酒糊丸桐子大，每服二十丸，至三十丸，空心临卧，盐汤温酒任下。

齁喘①

喘者，积痰在肺，遇冷即发，喘鸣迫塞，但坐不得卧，外寒与内饮相搏，宜小青龙汤主之。若肺有积热，热为寒束者，宜越婢汤主之。

小青龙汤方见前

越婢加半夏汤

麻黄六两　石膏半斤　生姜三两　甘草一两　半夏半斤②　大

---

① 齁（hōu）喘：指喘急而喉中痰鸣，鼻息气粗声高。
② 斤：文瑞楼本作"升"，疑误。

枣五十枚

上六味，以水六升，先煮麻黄去上沫，内诸药，煮取三升，分温三服。

定喘汤

白果二十一枚，去壳，切碎，炒黄色　麻黄　半夏　杏仁　苏子　桑皮　款冬花各二钱　黄芩炒，一钱半　甘草一钱

水三钟，煎二钟，分二服，徐徐服无时。一方无黄芩。

按：仲景云：咳而上气，此为肺胀，其人喘，目如脱状，越婢加半夏汤治之。又肺胀，咳而上气，烦躁而喘，脉浮者，心下有水，小青龙汤加石膏汤主之。丹溪云：肺胀而咳者，用诃子、青黛、杏仁，佐以海石、香附、瓜蒌、半曲，蜜丸噙化。仲景之治，乃伤寒法也。邪从皮毛入肺，则肺胀，故治宜散邪之剂。丹溪之治，乃阴虚火动迫肺，及浊痰瘀血凝结于内，故治以收敛消瘀之剂。然亦有引动肾间虚气，喘不得卧，足冷如冰者，非《济生》肾气不效。丹溪治齁喘之症，未发，以扶正气为主，八味肾气，温肾行水之谓也。已发，用攻邪气为主，越婢、青龙，泄肺蠲饮之谓也。

定喘丸　治虚人痰多咳嗽，胸满气逆，行坐无时，连年不已。

人参二钱半　南星　半夏各二钱　苦葶苈五钱

上为末，生姜自然汁糊丸黍粒大，每三五十丸，生姜汤下，亦可渐加。

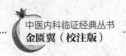

血积肝伤

喘因血积肝伤者，经曰：肝脉搏坚而长，色不青，当病坠若搏，因血在胁下，令人喘逆是也。

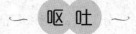

呕吐统论

《仁斋直指》云：呕吐出于胃气之不和，人所共知也。然有胃寒，有胃热，有痰水，有宿食，有脓血，有气攻，又有所谓风邪干胃，凡是数者，可不究其所自来哉。寒而呕吐，则喜热恶寒，四肢凄清，法当以刚壮温之。热而呕吐，则喜冷恶热，烦躁中干，法当以清凉解之。痰水症者，吐沫怔忡，先渴后呕，与之消痰逐水辈。宿食症者，胸腹胀满，醋闷吞酸，与之消食去积辈。腥气燥气，熏炙恶心，此脓血之聚，经所谓呕家有痈脓，不须治，脓尽自愈是也。七情内郁，关格不平，此气攻之症，经所谓诸郁干胃则呕吐是也。若夫风邪入胃，人多不审，率用参、术助之，拦住寒邪，于此犹关利害。其或恶闻食臭，汤水不下，粥药不纳，此则反胃之垂绝者也。辨之不早，其何以为对治乎。虽然，足阳明之经，胃之络脉也，阳明之气，下行则顺，今逆而上行，谨不可泄，固也。然呕吐者，每每大便秘结，上下壅遏，气不流行，盍思所以区画而利导之。他如汗后水药不入口者，遂呕而脉弱，小便复利，身微热而手足厥者，虚寒之极也。识者忧焉。

洁古论吐，以气、积、寒，分属上、中、下三焦。大旨元从启元子食不得入，是有火，食入反出，是无火来。至中焦吐，则独以积字该之。夫中焦气交之分，主运行上下，和调阴阳，其病有虚有实，有寒有热，其治亦不拘一法，岂区区毒药去积，槟榔、木香和气，所能尽其事哉。东垣论吐，以呕、吐、哕，分属太阳、阳明、少阳，以其经气血多少而为声物有无之别，未见着实。

刚壮之剂

吴茱萸汤 治冷涎呕吐。

吴茱萸沸汤炮洗三次，焙干　生姜各一两半　人参三钱　大枣五个

上㕮，每服四钱，水盏半，食前服。

《本事》附子散 治反胃呕吐。

附子一枚极大者，坐于砖上，四面着火，渐渐逼热，淬入生姜自然汁中，再用火逼再淬，约尽姜汁半碗，焙干末之，每服二钱，水一盏，粟米少许，同煎七分，不过三服。

清凉之剂

《本事》竹茹汤 治胃热呕吐。

干葛三两　甘草三钱　半夏一两，姜汁半盏，浆水一升煮，耗半

上为粗末，每服五钱，水二盏，姜三片，枣一枚，竹茹一钱，同煮至一盏，去滓温服。

许叔微云：胃热者，手足心热。政和中一宗人病伤寒，得汗身凉。数日忽呕吐，药与食俱不下，医者皆进丁香、藿香、滑石等药，下咽即吐。予曰：此正汗后余热留胃脘，孙

兆竹茹汤正相当耳。急治药与之，即时愈。

庞老枇杷叶散

枇杷叶刷净毛　人参各一钱　茯苓半两　茅根二两　半夏一钱

上细剉，每服四钱，水一盏半，生姜七片，慢火煎至七分，去滓，入槟榔末半钱，和匀服之。此方宜入行气项下。

新定**清中止呕方**

半夏一钱　茯苓二钱　陈皮一钱　竹茹一钱　干葛五分　生姜五分　芦根五钱　枇杷叶三片　麦冬一钱　白风米百粒

消痰逐水之剂

大半夏汤　治痰症呕吐。

半夏制，二升　人参三两，切

上每四钱，姜七片，蜜少许，熟煎服。

小半夏茯苓汤　《金匮》云：呕家用半夏，以去其水，水去呕止。

半夏一升　生姜半斤　茯苓四两

上三味，以水七升，煮取一升半，分温再服。

《局方》二陈汤　治痰饮呕恶，头眩心悸。

陈皮　半夏制，各三钱　茯苓二钱　炙甘草一钱

水二钟，姜三片，食远服。

东垣云：辛药生姜之类治呕吐，但治上焦气壅表实之病。若胃虚谷气不行，胸中痞塞而呕吐者，惟宜益胃，推扬谷气而已。故服小半夏汤不愈者，服大半夏汤立愈，此仲景心法也。

《本事》神术丸　治呕吐清水，亦治呕酸。方见痰饮门。

经云：太阴之复，呕而密默，唾吐清液，治以苦热，是

呕水属湿也。或一味苍术制炒为丸服之。丹溪云：或问吞酸，《素问》明以为热，东垣又以为寒，何也？曰：吐酸与酸不同，吐酸是吐出酸水如醋。平时津液随上升之气，郁而成积，成积既久，湿中生热，故从木化，遂作酸味，非热而何？其有郁积之久，不能自涌而出，伏于肺胃之间，咯不得上，咽不得下。肌表得风寒，则内热愈郁，而酸味刺心；肌表温暖，腠理开发，或得香热汤丸，津液得行，亦可暂解，非寒而何？《素问》言热者，言其本也，东垣言寒者，言其末也。但东垣不言外得风寒，而作收气立说，欲泻肺金之实，又谓寒药不可治酸，而用安胃汤加二陈汤，俱犯丁香，且无治热湿积郁之法，为未合经意。予尝论治吞酸，用黄连、茱萸各制炒，随时令迭为佐使，苍术、茯苓为辅，汤浸蒸饼为小丸吞之，仍教以粝①食蔬果自养，则病自愈。

消食去积之剂

治中汤　治食症呕吐。

人参　白术　干姜炮　甘草炙　青皮　橘皮等分

上剉，每服三钱，枣一枚，煎服。积聚大便多者，加大黄二棋子许。

二陈汤如缩砂、丁香，亦治宿食呕吐。

洁古紫沉丸　治中焦吐食，由食积与寒气相格，故吐而疼。

砂仁　半夏曲各三钱　乌梅去核　丁香　槟榔各二钱　沉香　杏仁　白术　木香各一钱　陈皮五钱　白豆蔻　巴霜各五分

---

① 粝（lì利）：粗粮，糙米。

上除巴霜另炒外，为细末和匀，醋糊为丸，如黍米大，每服五十丸，食后姜汤下，愈则止。

温中法曲丸 治食已心下痛，阴阴然不可忍，吐出乃已，病名食痹。

法曲_炒 麦芽_炒 白茯苓 陈皮_{去白} 厚朴 枳实_{麸炒，各}一两 人参 附子_制 炮姜 炙草 桔梗_{各五钱} 吴茱萸_{汤泡，}三钱

上为细末，炼蜜丸梧子大，每服七八十丸，食前热水送下。一方有当归、细辛。

行气之剂

加减七气丸 治气郁呕吐。

半夏_{制，二两半} 人参 辣桂 厚朴_{制，各一两} 茯苓_{一两半} 甘草_{炙，半两}

上剉散，每三钱半，姜七片，枣一枚，煎服。加木香亦得。

去风和胃之剂

藿香正气散 治风邪入胃呕吐。

半夏曲 川厚朴_{制，各三两} 藿香叶 橘红各一两 甘草_{炙，七钱}

上剉散，每三钱，姜三片，枣一枚，食前煎服。

清胃丸 治呕吐，脉弦头痛。

柴胡_{一两} 黄芩_{七钱半} 甘草_炙 人参各五钱 半夏三钱 青黛_{二钱半}

上细末，每姜汁浸，蒸饼丸桐子大，每五十丸，姜汤下。

理中安蛔之剂

安蛔丸

人参　白术　干姜　甘草　川椒　乌梅

导利之剂

《金匮》大黄甘草汤　治食已即吐。

大黄四两　甘草一两

水三升，煮取一升，分温再服。

此上病疗下之法。夫阳明之气，顺而下行者也，若下焦不通，其气必反而上行，是以食已即吐。用大黄以通大便，则气复顺而下行矣。所谓浊气自归浊道也。

东垣通幽汤　治幽门不通，上冲吸门，呕吐噎塞，气不得上下，治在幽门。

熟地　生地各二钱　红花五分　桃仁泥七粒　当归　甘草　升麻各五分　大黄一钱

上㕮咀，都作一服，水二大盏，煎至一盏，去滓热服。

《准绳》云：阴虚邪气逆上，窒塞呕哕，不足之病，此地道不通也。当用生地黄、当归、桃仁、红花之类，和血、凉血、润血，兼用甘草以补其气，微加大黄、芒硝以通其闭，大便利，邪气去，则气逆呕吐自愈矣。

益胃之剂

《广济》豆蔻子汤　治反胃呕吐，不下食，腹中气逆。

人参一两　白豆蔻七粒　甘草炒，一两　生姜五两

水四升，煮取一升五合，去滓，分温三服，相去如人行五六里。

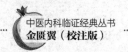
丁香煮散

丁香　石莲肉各十四枚　北枣七枚　生姜七片　黄秫米半合

上以水一碗半，煮稀粥，去药，取粥食之。

咳嗽呕吐痰血饮食

咳而呕吐，痰食俱出者，伤于胃气。昔人所谓肺病连胃是也。呕血带痰而出者，伤于肺之络，《金匮》所谓热伤血脉是也。吐食者，二陈汤加减治之；吐血者，补肺汤主之。

加减二陈汤

半夏一钱　杏仁一钱五分　茯苓一钱五分　炙草五分　橘红一钱
竹茹八分　生姜一片　粳米一百粒

上药用清水煎服，加枇杷叶、芦根佳。

补肺阿胶汤

阿胶一钱五分　兜铃五分　炙草五分　牛蒡一钱　杏仁七粒
糯米一百粒

都作一服，甚者加生地黄、藕汁。

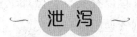

泄泻诸症统论

戴复庵云：泻水腹不痛者，湿也。饮食入胃，辄泻之，完谷不化者，气虚也。腹痛泻水，肠鸣，痛一阵泻一阵者，火也。或泻或不泻，或多或少者，痰也。腹痛甚而泻，泻后痛减者，积也。飧①泄者，水谷不化而完出，湿兼风也。溏泄者，渐下污积粘垢，湿兼热也。鹜泄②者，所下澄彻清冷，小便清白，湿兼寒也。濡泄者，体重软弱，泄下多水，湿自甚也。滑泄者，久下不能禁固，湿胜气脱也。故曰湿多成五泄。

湿泻

湿泻，一名濡泄，其脉濡细，其症泄水，虚滑，肠鸣，身重，腹不痛。由脾胃有湿，则水谷不化，清浊不分。久雨潮溢，或运气湿土司令之时，多有此疾。《内经》所谓湿胜则濡泄。《左传》所谓雨淫腹疾是也。又水寒之气，入客肠间，亦令人濡泻，经云：太阳之胜，寒客下焦，传为濡泄是也。

《本事》川芎丸 治风湿滑泄。

川芎 神曲 白术 附子炮，各等分

上为细末，面糊丸，如梧子大，每服三五丸，米饮送下。

许叔微云：左氏述楚子围萧，萧将溃，无社告叔展曰，有麦面③乎，有山鞠藭乎，意欲令逃水中以避，是知川芎能除湿。予常加术、附以制方，治脾湿而泻者，万无不中，此药亦治飧泄。

刘草窗泻湿汤

生白术三钱 白芍二钱 陈皮炒，一钱五分 防风一钱 升麻五分

---

① 飧：赵本、医学大成本作"阴"，据文瑞楼本改。

② 鹜（wù）泄：病名，也称鹜溏、鸭溏、鹜泻，特点为泻下澄彻清冷。鹜，鸭子。

③ 麦面：文瑞楼本作"曲麦"。

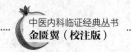
上剉作帖，水煎服。

此用风药以举其气，抑胜其湿也。河间云：有肠胃燥郁，水液不能宣行于外，反以停湿而泄，或燥湿往来，而时结时泄者，此又湿泻之变。余见有老人久泄，饮牛乳而泄反止者，此类是耳。

胃苓汤 治脾湿太过，泄泻不止。

平胃散 五苓散各等分

上剉，水煎服。

平胃散治酒泄不已，饮后尤甚，加丁香、缩砂、麦芽、神曲各五钱为末，米饮调二钱，立愈。

升阳除湿汤方见飧泄

东垣云：予病脾胃久衰，视听半失，气短精神不足，此由阳气衰弱，不得舒伸，伏匿于阴中耳。癸卯岁六七月间，淫雨阴寒，逾月不止，时人多病泄利。一日予体重肢节疼痛，大便泄下，而小便闭塞。治法诸泄利，小便不利，先分利之。又云：治湿不利小便，非其治也。噫！圣人之法，布在方策，其不尽者，可以意求耳。今客邪寒湿之淫，从外而入里，若用淡渗之剂以除之，是降之又降，复益其阴，而重竭其阳，则阳气愈削而精神愈短矣。故必用升阳风药，羌活、独活、柴胡、升麻各一钱，防风、葛①根半钱，炙甘草半钱，同㕮咀，水二钟，煎至一盏，去滓稍热服。大法云：湿寒之胜，助风以平之。又曰：下者举之，得阳气升腾而去矣。又云：客者除之，是因曲而为之直也。医不达升降浮沉之理，而一概施治，其愈者幸也。

---

① 葛：赵本、医学大成本无，据文瑞楼本补。

寒泻一名鹜溏

鹜溏者，水粪并趋大肠也。夫脾主为胃行其津液者也，脾气衰弱，不能分布，则津液糟粕并趋一窍而下。《金匮》所谓脾气衰则鹜溏也。又寒气在下，亦令人水粪杂下，而色多青黑，所谓大肠有寒则鹜溏也。

罗谦甫云：鹜溏者，大便如水，其中有少结粪是也。

补本丸

苍术　川椒去目，炒，名一两

末之，醋和丸如桐子大，每服五十丸，食前温水下。一法恶痢久不效者弥佳，小儿丸如米大。

桂枝汤　治太阳经伤寒动传太阴，下利为鹜溏。大又肠不能禁固，卒然而下，中有硬物，欲起而又下，欲了而又不了。小便多清，此寒也，宜温之。春夏桂枝汤，秋冬白术散。

川桂枝　白芍药　白术各半两　炙草二钱

每服半两，水一盏，煎七分，去滓温服。

白术散

白术　白芍药各三钱　干姜炮，半两　炙草二钱

上为细末，如前服之。甚则除去干姜，加附子三钱，谓辛能发散也。

附子温中汤　治寒泻腹痛，或水谷不化。

附子炮　干姜炮，各一钱半　人参　白术　白茯苓　白芍炙草各一钱　厚朴　豆蔻　陈皮

上作一帖，水煎空心服。

热泻

热泻者，夏月热气乍乘太阴，与湿相合，一时倾泻如水之注，亦名暴泄。《内经》所谓暴注下迫，皆属于热是也。其症腹痛自汗，烦渴面垢，脉洪数或虚，肛门热痛，粪出如汤，或兼呕吐，心腹绞痛者，即霍乱之候也。

香薷饮

香薷去土，一斤　白扁豆半斤，微炒　厚朴半斤，去皮，姜汁炙熟

上㕮咀，每服三钱，水一盏，煎七分，沉冷，不拘时服。一方加黄连四两，姜汁炒令黄。

六和汤

香薷二钱　砂仁　半夏　杏仁　人参　甘草炙，各五分　赤苓　藿香　白扁豆姜汁略炒　厚朴　木瓜各一钱

水二钟，姜五片，红枣一枚，煎一钟，不拘时服。

久泄

久泄不止，百药不效，或暂止而复来，此必有陈积在肠胃之间。积一日不去，则泻一日不愈，必先逐陈积而后补之，庶几获益。如果系脏虚滑泄，审无腹痛，脉微虚不沉滞者，可以温涩之药固之。

《本事》温脾汤　治痼冷在肠胃间，连年腹痛泄泻，休作无时，服诸热药不效，宜先取去，然后调治易瘥。不可畏虚以养病也。

厚朴　干姜　甘草　桂心　附子生，各二两　大黄生，四钱，碎切，汤一盏浸半日滤去渣，煎汤时和渣下

上细剉，水二升半，煎八合，后下大黄汁，再煎六合，

去滓澄去脚，分三服，自夜至晓，令尽，不受，食前更以干姜丸佐之。

干姜丸

干姜　巴豆_{去心，炒黄}　人参　大黄_{各一两}

上除巴豆，余为末同研，炼蜜丸如桐子大，服前汤时，用汤下一丸。

震灵丹_{一名紫金丹}　治一切沉寒痼冷，久泻久痢，脐腹冷痛，呕吐不食，及妇人血气虚损，崩漏带下。

禹余粮_{火煅醋淬不计遍数，手捻得碎为度}　紫石英　赤石脂　丁头代赭石_{如禹余粮制法，各四两}

以上四味，并作小①块，入瓦②锅内盐泥固济，候干，用炭十斤煅通红，火尽为度，入地埋，出火毒二宿。

滴乳香_{另研}　五灵脂_{去沙石，筛}　没药_{去砂石，研，各二两}　朱砂_{水飞，一两}

上八味，并为细末，以糯米粉煮糊为丸，如芡实大，晒干出光，每一丸，空心温酒③或冷水下。忌猪羊血，恐减药力。妇人醋汤下。

乳豆丸　治滑泄不止，诸药无效。

肉豆蔻_{生为末}

上用通明乳香，以酒浸过，研成膏，丸如桐子大，每五十丸，空心米饮送下。

《和剂》桃花丸　寒泻腹中痛，服诸热药以温中，并不见

---

① 小：医学大成本作"大"。

② 瓦：赵本、医学大成本作"甘"，据文瑞楼本改。

③ 酒：文瑞楼本此后有"下"。

效，登圊①不迭，秽物随出。此属下焦，宜桃花丸以温涩之。

赤石脂　干姜炮，等分

上为末，面和丸如梧子大，每服三十丸，空心食前米饮下，日三。

河间诃子散　治泄久腹痛渐已，泻下渐少，宜此药止之。

诃子一两，半生半熟　黄连三钱　木香半两　甘草二钱

上为细末，每服二钱，以白术芍药汤调下。如止之未已，宜因其归而送之。于诃子散内加厚朴一两，竭其邪气也。

　　按：收涩之剂，固肠丸、诃子散皆治热滑，扶脾丸、桃花丸皆治寒滑，盖滑泄虽同，而有阴阳之分也。

　　　　食泄②

加味平胃散　治食积泻，噫气作酸，泄而腹痛甚，泻后痛减，臭如抱坏鸡子。《得效》云：伤食积而泻者，粪白可验，且腹必耕痛方泄是也。

苍术　厚朴　陈皮　甘草　缩砂　草果　山楂子　麦芽

水煎服。有停饮食数日乃泻，后屡作屡止，饮食稍多即发，名曰瀼泻③，宜枳术曲蘖④丸。

---

①　圊（qīng 青）：厕所。
②　食泄：赵本、医学大成本作"以下食泄"，文瑞楼本无，据文例改。
③　瀼（ráng 瓤）泻：古病名，停饮积食所致的泄泻。
④　蘖（niè 镊）：酿酒的曲。

酒泄①

治饮酒过多，遂成酒泄，骨立不能食，但饮一二杯即发，经年不愈方。

苍术　厚朴　陈皮　甘草　丁香　缩砂　干葛　麦芽　神曲

上为末，空酒泄心米饮调下二钱。

治伤酒晨起必泻方。

人参　白术　干姜　炙甘草　茯苓　干葛　陈皮　川黄连酒浸，炒

上剉，姜水煎服。

肾泄

肾泄者，五更溏泄也。肾虽水脏，而中有元阳，为脾土之母。又肾者主蛰，封藏之本，而开窍于二阴，肾阳既虚，即不能温养于脾，又不能禁固于下，故遇子后阳生之时，其气不振，阴寒反胜，则腹鸣奔响作胀，泻去一二行乃安，积月不愈，或至累年。此病藏于肾，宜治下，而不宜治中者也。

五味子散

五味子二②两　吴茱萸半两，细粒绿色者

上二味，同炒香熟为度，细末每二钱，陈米饮下。

许氏云：顷年有一亲识，每五更初欲晓时，必溏泄一次，如是数月。有人云：此名肾泄，感阴气而然，得此顿愈。

---

① 酒泄：赵本、文瑞楼本作"以下酒泄"，医学大成本无，据文例改。
② 二：文瑞楼本作"一"。

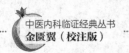

四神丸

肉豆蔻　五味子各二两　补骨脂四两　吴茱萸浸炒，一两

上为末，生姜八两，红枣一百枚，煮熟，取枣肉和丸如梧子大，每服五七十丸，空心或食前白汤下。一云：夜食前更进一服。盖暖药虽平旦服之，至夜力已尽，无以敌一夜阴气之故也。《澹寮》无五味、吴萸，有茴香一两，木香半两。一方去五味、吴萸、入神曲、麦芽。

按：五更溏泄，不独肾虚一端，酒积、食积、寒积，皆作此病。概与温肾，非其治矣。食积、酒积，治法详久泄，吞红丸子，或单服曲糵枳术丸。寒积者，积寒在脾肾，宜魏氏椒朴丸。

椒朴丸

益智仁去壳，炒　川椒炒出汗　川厚朴姜制　陈皮　白干姜茴香炒，各等分

上用青盐等分，于银石器内，以水浸前药，慢火煮干，焙燥为末，酒糊丸如梧子大，每服三十丸，加至四十丸，空心盐汤温酒任下。

伤酒者，湿热在脾，宜理中汤，加干葛、黄连，或葛花解酲汤，吞酒煮黄连丸。

饮食过多，脾胃之气，不能运化，其人必嗳气如败卵，宜治中汤，加砂仁半钱，吞红丸子，或单服曲糵枳术丸。

飧泄

飧泄，完谷不化也。脾胃气衰，不能熟腐水谷，而食物完出。经所谓脾病者，虚则腹满肠鸣，飧泄食不化是也。又

清气在下，则生飧泄者，谓阳气虚则下陷也。又风气入脾，亦令飧泄。夫风者木气也，而行于土中，风性善行，传化疾速，则熟腐不及，经所谓久风入中，为肠风飧泄是也。又脾所生病，为胸满呕逆飧泄者，亦木气制土之所致也。又虚邪舍于肠胃，多寒则肠鸣飧泄，食不化者，土性喜温而恶寒，多寒则变化无权也。故飧泄之病，约有三端，一曰虚，二曰风，三曰冷，而皆以虚为本也，亦曰虚泄。

胃风汤　治风冷虚气，入客肠胃，水谷不化，泄泻注下，腹胁虚满，肠鸣疠痛。

人参　茯苓　川芎　官桂　当归　白芍　白术各等分

每服二钱，水一大盏，粟米百余粒，同煎七分去渣，稍热空心服。若虚劳嗽，加五味子；若有痰，加半夏；若发热，加柴胡；若有汗，加牡蛎；若虚寒，加附子；若寒甚，加干姜，皆依本方等分。

防风芍药汤　治飧泄脉弦，身热腹痛而渴。

防风　芍药各二钱　黄芩一钱　苍术三钱

水煎服。此治风入脾之法也。

鞠藭丸方见濡泄

吴茱萸散方见肠痹

升阳除湿汤　治胃气不升，清气在下，飧泄不已。

苍术一钱半　柴胡　升麻　羌活　防风　泽泻　猪苓　神曲各七分　麦芽　陈皮各五分　甘草三分，炙

水二盏，煎一盏，去滓，空心服。如胃寒肠鸣，加益智仁、半夏各五分，姜枣同煎。

《灵枢》云：头有疾，取之足，谓阳病在阴也。足有疾，取之上，谓阴病在阳也。中有疾，旁取之，中者脾胃也，旁

者少阳甲胆也。脾胃有疾，取之足少阳甲胆①也。甲风木也，东方春也。胃中真气者，谷气也。饮食不化，谷气下流者，湿胜故也。故曰湿多成五泄，宜助甲胆风以克之。又是升阳助清气上行之法也。大抵此症，本胃弱不能克化，夺食少食，欲使胃气不困也。若药剂大，则胃不胜药，泄亦不止，当渐渐与之，不可多服饵也。

经云：飧泄取三阴。三阴者，太阴也。宜补中益气汤，去当归，加白芍。东垣云：清气在下者，乃人之脾胃气衰，不能升发阳气，故用升麻、柴胡，助甘辛之味，以引元气之升，不令下陷为飧泄也。

加味四君子汤　治气虚泄泻。

四君子加肉豆蔻煨，诃子炮，各一钱，姜枣煎。

一方加缩砂、藿香、炮姜各五分，山药、莲子、陈皮各一钱，乌梅一个，名参苓莲术散。

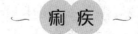

痢　疾

诸痢治法统论

痢疾古名滞下，亦名肠澼。以其滞涩肠脏，下多不快而澼澼有声也。或赤或白，或赤白相杂，或下肠垢而无糟粕，或糟粕相杂，虽有痛不痛之异，然皆里急后重，逼迫恼人。

---

①　甲胆：中医以五行配五脏，肝、胆均属木，甲木为胆，乙木为肝，故称胆为甲胆。

痢疾古有赤热白冷，及五色分属五脏之辨，然脏腑寒热，当以脉症互参，虽有前说，存之而已，若执此认病，泥矣。

《准绳》谓后重因邪压大肠坠下者，当用大黄、槟榔辈。如谦甫[①]水煮木香膏、东垣白术安胃散等方。泻其所压之邪，则后重自除。若邪已泻，其重仍在者，知大肠虚滑，不能自收而重，当用御米壳等涩剂，固其滑，收其气。用亦愈也，议论自正。但水煮木香、白术安胃二方，皆以御米壳为君，且有乌梅、五味子、白芍、诃子，并无槟榔、大黄，而云然者，岂未之察耶。

又谓大肠为邪坠下之重，其重至圊后不减，大肠虚滑不收之重，其重至圊后随减。愚谓邪坠之重，圊后当减；虚滑之重，圊后不减。兹反言之，亦有误耶。

又谓休息痢，多因兜住积滞，以致时作时止，宜四君子吞驻车丸，再投去积，却用兜剂。

按：四君、驻车，都非去积之剂，然议论自正。

败毒散，发散风湿，益元散解利热邪，故俱治发热下利。

治痢大法：后重者宜下；腹痛者宜和；身重者除湿；脉弦者去风；脓血稠黏，以重药竭之；身冷自汗，以毒药温之；风邪内缩者，汗之则愈；鹜溏为利者，温之而已。又曰：在表者发之，在里者下之，在上者涌之，在下者竭之，身表热者内疏之，小便涩者分利之，盛者和之，去者送之，过者止之。

又曰：食寒冷者，宜温热以消导之；伤湿热者，宜苦寒以内疏之；风邪内陷者升举之；湿气内盛者分利之；里急者

---

① 谦甫：即罗谦甫。

下之；后重者调之；腹痛者和之；洞泄肠鸣无力，不及拈衣，脉细微而弱者，温之收之；脓血稠黏，数至圊而不能便，脉洪大而有力者，下之寒之。

分治痢症诸方

寒下之剂

洁古大黄汤

大黄一两，剉

好酒二大盏，浸半日许，煎至一盏半，去滓分二服，顿服之。痢止勿服。如未止再服，取利为度。后服芍药汤和之。利止再服白术黄芩汤，尽彻其毒也，审系寒积留滞，则宜温下之法治之。

韩懋①大黄汤

川黄连吴茱萸炒，一两　广木香一两　大黄酒浸炒，二两

上为末水丸，量人虚实，加减丸数。盖暑毒与食物相搏，结在下脘，则升降出入，不得循其正，糟粕欲行不得行，而火复迫之，则将脏腑脂膏逼迫而下，故取大黄驱热毒，下糟粕，清肠脏也。

如脓血相杂，而脉浮大者，慎勿以大黄下之，下之必死，谓气竭也。而阳无所收，不收则死。

和利之剂

芍药汤洁古　行血调气。经曰：溲而便脓血，知气行而血

———

① 韩懋：明代医家，撰有《韩氏医通》。

止也。行血则便脓自愈，调气则后重自除。

芍药一两　当归　黄连　黄芩各半两　大黄三钱　桂二钱五分
甘草炒　槟榔各二钱　木香一钱

上九味，㕮咀，每服五钱，水二盏，煎至一盏，去滓温
服。一方无桂、甘，有枳壳，名导滞汤。

《先醒斋》滞下丸

川连姜汁炒，一斤　滑石八两，研末　白芍酒炒，五两　甘草炙，
三两　槟榔四两　枳壳五两　木香二两半

上为末，荷叶汤稍加姜汁和丸，如绿豆大，每服四钱。

凡燥烦渴恶心者，勿用木香；元气虚弱者，勿用槟榔、
枳壳；里急色赤者，加当归，惟恶心呕吐不思食勿用；白多，
加吴茱萸汤泡七次七分，扁豆炒二钱，陈皮一钱；赤多，加乌
梅肉一钱，山楂肉二钱，红曲一钱；腹痛，加白芍三钱，甘
草三钱；口渴及发热，调滑石末三钱，小便赤少，或不利，
亦加之。恶心欲吐，即噤口痢，多加人参、石莲肉、绿色升
麻，醋炒。久利不止，加肉豆蔻一钱，莲肉去心，炒黄，三
钱，扁豆、茯苓各二钱，人参三钱。

刘河间曰：夫治诸痢者，莫若以辛苦寒药治之，或微加
辛热佐之。盖辛热能发散邪气，

开通郁结，苦能燥湿，寒能除热，使气宣平而已。其湿
热郁抑，欲利不利，宜以韩懋加大黄汤利之。

当归导气汤东垣

当归　芍药各一钱　生地二钱　甘草一钱半　槟榔　木香各
二钱　青皮　槐花炒，各七分　泽泻五分

上为末，用水煎，食前温服。如小便利，去泽泻；恶心
去槐花，加姜汁炒黄连；燥渴减木香一半。

丹溪青六丸　治血痢，及产后腹痛自利，能补脾补血，去三焦湿热。

六一散三两　红曲炒，半两

酒糊丸。

　　按：和者，和养其肠胃；利者，通利其积滞。凡正不足而邪有余者，宜仿此法治之。

疏解之剂

《活人》败毒散　治下利发热脉浮者。

人参　川芎　羌活　独活　前胡　茯苓　枳壳　桔梗　炙草　柴胡　陈仓米

上咬咀，每服五钱，水一盏半，生姜三片，煎至七分，去滓服无时，一名仓廪汤。

藿香正气散

香薷饮

下利虽曰有积有热，如用药不效，即是肠胃有风邪。热者、赤者，与败毒散；冷者、白者，不换金正气散。治痢之法，大要以散风邪，行滞气，开胃脘为先，不可遽用粟壳、龙骨、牡蛎辈，以闭涩肠胃，邪气得补而愈甚，不为缠扰撮痛，则为里急后重，所以日久淹延而未已也。肉蔻、诃子、白术辈，恐其补住寒邪，亦不可遽投。

温通之剂

葛氏疗痢色白，食不消者，为寒下方。

豉一斤，绵裹　薤白一把

水三升，煮取二升，及热顿服之。此不从暑毒而发者，或过啖生冷，或坐卧高堂大厦，寒气所乘，脾亦不运，故随感而为痢，以葛氏豉薤汤治之，如逾二三日，寒化为热，其病形与暑毒同也。

黑丸子

乌梅肉　杏仁去皮尖，另研，十四粒　巴霜去油，半钱　百草霜六钱

上为细末，和匀稀糊为丸，如黍米大，每服十五丸加至二十丸，白汤送下。一方有半夏、缩砂各十四粒。

感应丸

温补之剂

理中汤

人参　白术　炮姜　炙草

水煎服。如痢不止，宜加豆蔻、木香。有热加黄连。

真人养脏汤

人参　白术各六两　白芍　木香各一两六钱　甘草　肉桂各八钱　肉豆蔻面裹煨，五钱　御米壳蜜炙　诃子肉一两二钱

上㕮咀，每服四钱，水一盏半，煎至八分去渣，食前温服。忌生冷、鱼腥、酒面、油腻之物。如滑泄夜起，久不瘥者，可加附子四片。此温补兼收之剂，脏虚滑脱者宜之。若有热者，不可用也，宜冷涩之剂。

冷涩之剂

《外台》方　治伤寒八九日，至十余日，大烦渴作热，三焦有疮慝①下利，或张口吐舌，目烂口疮，不识人。用此除

———————

① 慝（tè 特）：瘴气蛊毒之类。

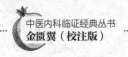

热毒止痢。

龙骨半斤，水一斗，煮四升，沉之井底，冷服五合，渐渐进之。

《肘后方》治热病下利欲死者。

龙骨半斤，研，水一斗，煮取五升，候极冷稍饮，得汗即愈效。

又治久利休息不止者。

龙骨四两打碎，水五升，煮取二升半，分五服冷饮。仍以米饮和丸，每服十丸。

> **按**：三方并用龙骨水煎冷服，盖以冷除热，而以涩固脱尔。

和养之剂

驻车丸　治一切下痢，无问冷热。

阿胶十五两，捣碎，蛤粉炒成珠，以醋四升熬成膏　当归十五两　川黄连三十两，去须　炮干姜十两

上为末，同阿胶膏，杵成丸梧子大，每服三十丸，食前米饮下。日三。

凡蕴热血痢，里急而痛甚，虽已疏通荡涤，然其痛不减者，非热亦非积也。营血亏少，阳刚胜阴故尔。用药当以血药为佐，营血一调，其痛立止矣。

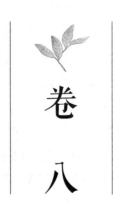

卷

八

～ 梦 遗 ～

梦遗精滑

梦遗精滑，虽皆属火，而有心肾之异。动于心者，神摇于上，则精遗于下也。不必治肾，但清其心而梦自已。盖精之藏贮虽在肾，而精之主宰则在心，是以少年伶俐之人，多有此病，而田野愚鲁之人，无患此者。总由心之动静而已。动于肾者，壮年气盛，久节淫欲，经络壅热，精乃不固，经所谓阳强不能密，阴气乃绝是也。而此病复有二：有出于木者，有出于水者，以二脏皆有相火故也。宜分别治之。又有脾胃湿热下流，肾经精气不清而遗者，得之醇酒厚味过多也。《直指》所谓心肾之外，又有脾精不禁，小便漏浊，手足乏力，腰背酸痛，当用苍术等剂，以敛脾精。敛脾谓何？精生于谷也。

清心之剂

安神丸

生地　朱砂水飞　当归各一钱　甘草五分　黄连一钱五分

汤浸，蒸饼为丸，如黍米大，每服十五丸，或二十丸，津咽，或用温水送下①。

---

① 下：文瑞楼本后有"此方专清心火，是治其本也。以黄连泄热，即以归地甘草养血滋阴，以朱砂安神，是补泻兼施法"。

导赤散 娄全善①云：一壮年，梦遗白浊，与涩精药益甚，改用导赤散，大剂服之，遗浊皆止。

生地　木通　甘草等分　竹叶二十片

水煎服。

一方加人参、麦门冬②。

茯神汤 治思想太过，梦泄，夜卧心悸。

茯神去皮木，一钱五分　远志　石菖蒲　茯苓各一钱　枣仁炒，一钱二分　人参　当归各一钱　甘草四分　黄连　生地各八分

水二钟，莲子七枚，捶碎，煎八分，食前服。

莲子六一汤 治心热梦遗赤浊。

石莲肉连心用，六两　甘草炙，一两

上为末，每服二钱，食后灯心一小撮，煎汤调下③。

王荆公妙香散 安神闭精，定心气。

人参　益智仁　龙骨五色者，各一两　白茯苓　茯神去木　远志去心，各半两　朱砂研　甘草炙，各二钱半

上为细末，每服二钱，空心温酒调服④。

真珠丸

真珠六两，以牡蛎六两，用水同煎一日，去牡蛎，以真珠为末。

上于乳钵内，研三五日后，宽着水飞过，候干，用蒸饼

---

① 娄全善：即楼英。字全善，撰有《医学纲目》等。

② 冬：文瑞楼本后有"《心典》：小肠为表里。此方导心经之热，从小肠出，是治标法"。

③ 下：文瑞楼本后有"前茯苓汤以养心血，血属阴，故从苦寒以泄热也。此方以定心气，气属阳，故从辛温，以宣郁也。同为补心之剂，而有阴阳寒温之别"。

④ 服：文瑞楼本后有"《良方》加木香麝香以宣郁滞"。

和丸，如梧子大，每服二十丸，食前温酒送下。

珍珠粉丸

黄柏<small>新瓦上炒赤</small>　真蛤粉<small>各一斤</small>　真珠<small>三两</small>

上为末，滴水丸梧子大，每服一百丸，空心温酒送下。

法曰，阳盛乘阴，故精泄；黄柏降火清心，蛤粉咸而补肾阴，易老方无真珠一味。《正传》

定志珍珠丸　治心虚梦泄。

蛤粉　黄柏　人参　白茯苓<small>各三两</small>　远志　石菖蒲　青黛<small>各二两</small>　樗根白皮<small>一两</small>

上为末，面糊丸梧子大，青黛为衣，空心姜盐汤下五十丸。《正传》

《本事》清心丸　治年壮气盛，久节淫欲，经络壅热梦漏，心忪恍惚。

好黄柏皮一两，为细末，用生脑子一钱同研，炼蜜丸如梧子大，每服十丸至十五丸，浓煎麦冬汤下[①]。

大智禅师云：梦遗不可全作虚冷，亦有经络热而得之者是也。常治一人，至夜，脊心热梦遗，用珍珠丸、猪苓丸，遗止。后服紫雪，脊热始除，或清心丸，亦佳。《本事》

清燥湿热之剂

神芎丸

大黄　黄芩<small>各二两</small>　黑丑<small>头末</small>　滑石<small>各四两</small>　黄连　川芎　薄荷叶<small>各半两</small>

---

① 下：文瑞楼本后有"此方主以黄柏苦寒坚阴，佐以脑子辛香达窍，迭以麦冬汤引之入心也"。

滴水丸桐子大，每服五十丸，食后温水下。《局方》无黄连。娄全善云：一中年梦遗，与涩药勿效。改与神芎丸下之，后与猪苓丸，遂愈。

猪苓丸[①] 治年壮气盛，湿热郁滞梦遗。

半夏一两，破如豆粒，用猪苓二两为末，先将一半炒半夏色黄，勿令焦，出火毒，取半夏为末，糊丸梧子大，候干，用前猪苓末一半，又同炒微裂，入瓷瓶内养之，空心温酒或盐汤下，三四十丸。常又服于未申间，以温酒下。此方以行为止，治湿热郁滞，小水频数，梦遗精滑良。盖半夏有利性，而猪苓导水，即肾气闭，导气使通之意。

一男子梦遗，医与涩药，反甚，先服神芎丸大下之，却服此猪苓丸愈。可见梦遗属郁滞者多矣。

经验猪肚丸 治梦遗泄精，进饮食，健肢体，此药神应。

白术面炒，五两　苦参白者，三两　牡蛎左顾者，煅研，四两

上为末，用雄猪肚一具洗净，以瓷罐煮极烂，木石捣如泥和药，再加肚汁捣半日，丸如小豆大，每服四五十丸，日进三服，米饮送下。久服自觉身肥，而梦遗永止。

《和剂》威喜丸

白茯苓去皮，四两，切块，同猪苓二钱半于瓷器内煮二十余沸，晒干，不用猪苓　黄蜡四两

上以茯苓为末，溶黄蜡搜和为丸，如弹子大。每空心细

嚼，满口生津，徐徐咽服，以小便清利①为度效。忌米醋及怒气动性。

三仙丸

益智仁二两，用盐二两炒，去盐　乌梅一两半，炒　山药一两，另为末

上用山药末，煮糊为丸，梧子大，每服五十丸，用朱砂为衣，空心，临卧以盐汤下。

苍术丸

茅山苍术去粗皮，一斤，米泔浸一日夜，焙干　舶山茴香炒，三两　川乌炮，去皮脐　破故纸各二两，炒　川楝子蒸取肉，焙干，三两　白茯苓二两　龙骨别研，二两

上末，糊丸梧子大，朱砂为衣，每服五十丸，空心缩砂仁汤下。粳米饮亦可。此《直指》所谓脾精不禁，当用苍术辈，以敛脾精是也。若有热者，宜凤髓丹。

秘固精气之剂

葛元真人百补交精丸

熟地黄酒浸一宿，切，焙干，四两　五味子六两　山药　牛膝酒浸一宿，焙干　肉苁蓉酒浸一宿，切碎，焙干，各二两　杜仲去粗皮，慢火炒断丝，三两　泽泻　山茱萸　茯神　远志　巴戟肉　柏子仁微炒，另研　赤石脂各一两

上为细末，炼蜜丸如梧子大，每服二十丸，空心酒送下。一方有石膏一两。

固真散

白龙骨一两　韭子一合

---

① 利：赵本、医学大成本为"和"，据文瑞楼本改。

上为末，每服二钱匕，空心用酒调服。此二药大能涩精，固真气，暖下元。一方有白茯苓、菟丝子，醋和丸桐子大，每服五十丸，温酒盐汤下，名玉露丸。一方加天雄、鹿茸、牡蛎，酒糊丸梧子大，每服五十丸酒下，日再，名内固丸。

玉锁丹　治玉门不闭，遗精日久，如水之漏，不能关束者。

文蛤八两　白茯苓二两　白龙骨一两

上为细末，米糊丸梧子大，每服七十丸，空心淡盐汤下，临睡更进一服，极效。加莲须或肉二两、芡实二两、菟丝子四两、牡蛎一两，山药糊丸尤妙。

赤白浊

有湿热下流而致者，病从脾而及肾也。丹溪曰：大率多是湿痰流注，治宜燥湿降火，珍珠粉丸主之。

真珠粉丸

黄柏炒　蛤粉炒，各一斤　珍珠三两

上为末，水糊丸如梧子大，每服一百丸，空心温酒下，黄柏苦而降火，蛤粉、珍珠咸而补肾也。

又方　加樗白皮、青黛、干姜、炒滑石等分，神曲糊丸。卢氏曰：病因湿热的矣，然亦不可专用苦寒药，故用炒柏之类，又以干姜之温而佐之也。

又方　海蛤、黄柏各三两，樗根白皮、青黛各二两，人参、白茯苓各三两，远志、石菖蒲各二两，面糊丸梧子大，每服五十丸，空心姜盐汤下，名定志珍珠丸。

又方　加知母炒、牡蛎煅粉、山药炒等分为末，糊丸梧子大，每服八十丸，盐汤下。

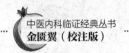
萆薢分清饮　治阳虚白浊，小便频数，漩白加油，名曰膏淋①。

益智仁　川萆薢　石菖蒲　乌药等分

上咬咀，每服四钱，水一盏，入盐一捻，煎七分，食前温服。一方加茯苓、甘草。

治肾虚白浊方《圣济总录》。

肉苁蓉　鹿茸　山药　白茯苓等分

上为末，米丸梧子大，每服三十丸，枣汤下。

小菟丝子丸

石莲肉二两　白茯苓一两　菟丝子酒浸，研，五两　怀山药二两，内以七钱五分作糊

上为细末，用山药末糊丸梧子大，每服五十丸，温酒或盐汤下，空心服。一方有五味子，名元兔丹。一方无山药，名茯兔丸。

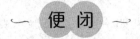

便　闭

便闭统论

洁古云：脏腑之秘，不可一概论治。有虚秘，有实秘，有风秘，有冷秘，有气秘，有热秘，有老人津液干燥，妇人分产亡血，及发汗利小便，病后血气未复，皆能作闭。不可

---

① 治阳虚……曰膏淋：赵本、医学大成本无，据文瑞楼本补。

一例用硝、黄利药，巴豆、牵牛尤在所禁。按：仲景云：脉浮而数，能食不大便者，为实，名曰阳结，期十七日当剧。脉沉而尽，不能食，身体重，大便反硬，名曰阴结，期十四日当剧。东垣云：阳结者散之，阴结者热之。前所云实闭、热闭，即阳结。所云冷闭、虚闭，即阴结也。

虚闭

虚闭有二，一以阴虚，一以阳虚也。凡下焦阳虚，则阳气不行，阳气不行，则不能传送而阴凝于下。下焦阴虚，则精血枯燥，精血枯燥，则津液不到，而肠脏干槁。治阳虚者，但益其火，则阴凝自化。治阴虚者，但壮其水，则泾渭自通。

苁蓉润肠丸

肉苁蓉酒浸，焙，二两　沉香另研，一两

为末，用麻子仁汁，打糊为丸，梧子大，每服七十丸，空心服。

益血润肠丸

熟地六两　杏仁炒，去皮尖　麻仁各三两，以上三味各杵膏　枳壳　橘红各二两半　阿胶炒　肉苁蓉各一两半　苏子　荆芥各一两　当归三两

末之，以前三味膏同杵千余下，加炼蜜为丸如梧子大，每服五六十丸，空心白汤下。

五仁丸

柏子仁半两　松子仁　桃仁　杏仁各一两　郁李仁一钱　陈皮四两，另为末

上将五仁另研如膏，入陈皮末研匀，炼蜜丸梧子大，每服五十丸，空心米饮下。

黄芪汤　治老人虚闭。

绵黄芪　陈皮去白，各半两

上为末，每服三钱，用大麻仁一合研烂，以水投取浆水一盏，滤去滓，于银石器内煎，候有乳起，即入白蜜一大匙，再煎令沸，调药末，空心食前服。闭甚者，不过两服愈。

实闭

实闭者，胃实而闭。东垣所谓胃气实者闭物，胃气虚者闭气是也。其人能食，小便赤，其脉沉实。

麻仁丸

厚朴姜制　枳实麸炒　芍药各八两　大黄蒸焙，一斤　麻仁别研，五两　杏仁去皮尖，炒，五两半

上为末，炼蜜和丸梧子大，每服二十丸，临卧温水下，大便通利则止。

木香逐气丸

槟榔鸡心者　青皮去白　陈皮去白，各半两　南木香二钱半川巴豆肉一钱半，研如泥，渐入药同研

上件并末，生姜自然汁，调神曲末为糊，丸麻子大，每服十丸，姜汤下，如气攻腹痛，枳壳、木瓜煎汤下①。

按：实闭有寒有热，热实者，宜寒下；寒实者，宜温下。麻仁丸、厚朴三物汤，治实而热者；逐气丸、温脾汤，治实而寒者也②。

---

①　下：文瑞楼本后有"按：巴豆大热有毒，伤胃腐肠，有冷积，酌用。子和三法，中下法忌巴豆热药，盖恐伤肠胃也"。
②　也：文瑞楼本后有"温脾汤见久泄门"。

风闭

风闭者,风胜则干也。由风搏肺脏,传于大肠,津液燥涩,传化则难。或其人素有风病者,亦多有闭,或肠胃积热,久而风从内生,亦能成闭也。

皂角丸 治大肠有风,大便闭结。

皂角炙,去子　枳壳去瓤,麸炒,各等分

上为末,炼蜜丸梧子大,每服七十丸,空心米饮下,或加麻仁、杏仁、防风、陈皮亦得。

东垣润肠丸

当归梢　羌活　大黄煨,各半两　麻仁　桃仁去皮尖,各一两

蜜丸桐子大,每服三五十丸,白汤下。

冷闭

冷闭者,寒冷之气横于肠胃,凝阴固结,阳气不行,津液不通,其人肠内气攻,喜热恶冷,其脉迟涩者是也。

半硫丸

半夏汤洗七次,焙干为细末　硫黄明净好者,研令极细,用柳木槌子杀过

上以生姜自然汁同熬,入干蒸饼末,搅和匀,入臼内杵数百下,丸如梧子大,每服十五丸至二十丸,无灰温酒或生姜汤任下。妇人醋汤下,俱空心服。

《准绳》云:热药多秘,惟硫黄暖而能通。冷药多泄,惟黄连肥肠而止泄。

热闭

热闭者,热搏津液,肠胃燥结,伤寒热邪传里,及肠胃

素有积热者，多有此疾。其症面赤身热，腹中胀闭，时欲喜冷，或口舌生疮。

大黄饮子　治身热烦躁，大便不通。

大黄湿纸裹煨，二钱　杏仁炒，去皮尖　枳壳麸炒　栀子仁生地黄各一钱半　人参　黄芩各七分　川升麻一钱　甘草炙，五分

上作一服，水二钟，姜五片，豆豉二十一粒，乌梅一枚，煎至一钟，不拘时服。

气闭

气闭者，气内滞而物不行也。其脉沉，其人多噫，心腹痞闷，胁肋䐜胀，此不可用药通之。虽或暂通，而其闭益甚矣。或迫之使通，因而下血者，惟当顺气，气顺则便自通矣①。

苏子降气汤　加枳壳、杏仁煎。此药流行肺气②。

苏感丸　即苏合四分，感应六分，研和别丸。大凡腹痛而呕，欲利其大便，诸药皆令人吐，惟苏感丸，用姜汁泡汤下最妙③。

六磨汤　治气滞腹急，大便秘涩。

沉香　木香　槟榔　乌药　枳壳　大黄各等分

上六味，热汤磨服④。

---

① 矣：文瑞楼本后有"苏子降气治上盛下虚，气不升降而大便不利者，此药流行肺气，肺与大肠相为表里，故能通气闭而行大便也"。

② 气：文瑞楼本后有"见饮气嗽门"。

③ 妙：文瑞楼本后有"苏合丸见中风门，专开气闭；苏感丸见痢疾门，专下冷积"。

④ 服：文瑞楼本后有"此治气实之方"。

～ 闭 癃 遗溺附 ～

闭癃遗溺

太无论小便不利三端：一者大便泻而小便涩，为津液偏渗，治宜分利而已。二者热搏下焦，湿热不行，必通泄则愈。三者脾胃气涩，不能通调水道，下输膀胱，可顺气令施化而出。然津液偏渗，有脾肺之分；湿热不行，亦有肾与膀胱之别。更当参合脉症而分辨之。东垣以小便不通，皆邪热为病，分在气在血而治之。如渴而不利者，热在上焦气分，为肺热不能生水，是绝小便之源也。宜淡味渗泄之药，以清肺泄火，滋水之化源。如不渴者，热在下焦血分，为阴受热邪，闭塞其流，宜气味俱阴之药，以除其热，泄其闭塞也。此以上下二焦分气血言。然在下焦，亦有气壅血污之分；即在上焦，亦有气虚气窒之异，不可不察也。

《元珠》论遗溺闭癃，惟肝与督脉、三焦、膀胱主之。经云：肝足厥阴之脉，环阴器，所生病遗溺闭癃。督脉者，女子入系廷孔，其孔，溺孔之端也。其男子循茎下至篡，与女子等，其生病癃痔遗溺。三焦者，足太阳少阴之所将，太阳之别也，上踝五寸，别出贯端肠，出于委阳，并太阳之正，入络膀胱，约下焦，实则闭癃，虚则遗溺。然刺灸之法，但取厥阴、督脉、三焦俞穴，而不及膀胱者，以膀胱但藏溺耳。其出溺，皆从三焦及肝、督脉也。按：经云肾开窍于二阴，又云肾合膀胱。余常见老医以白通、六味、肾气等药，辨阴

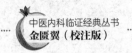

阳虚实而治之，其效捷于桴鼓，而此论独不在①肾，故当总统诸家，而参考之，则无遗义矣。

丹溪云：小便不通，有正治，有隔二隔三之治，如不因他故，但膀胱有热者，则宜黄柏、知母之属泻膀胱，此正治也。如因肺燥不能生水者，则宜车前、茯苓之属清肺气，此隔二之治也。如因脾湿不运，而精不升，以致肺不能生水者，则当苍术、白术之属燥脾利湿，此隔三之治也。但所谓清肺之法，自宜《外台》百合饮子之类，清润兼行，庶几得理，若车前、茯苓渗利之品，以求其水，益资其燥矣。

丹溪又谓：不论气虚、血虚、实热、痰闭，皆宜吐之以提其气，气升则水自降，譬之滴水之器，必使上窍通而后下窍之水出焉。夫病在下，取之上，《内经》之旨也。天地之气不升则不降，吐亦法之巧耳。然必痰实气闭者，乃可用之，未可以之概治气虚、血虚等症也。《元珠》闭癃遗溺不禁之辨，谓闭者，小便不出，塞而不通也。癃者，罢弱而气不充，淋淋沥沥，点滴而出，或涩而疼，一日数十次，俗名淋病者是也。闭则是急病，癃则是缓病；遗溺睡梦中溺出，醒而方知是也。不禁者，日夜无遍数，频频而溺也。

小便不通

有下焦蓄热者，《内经》所谓膀胱不利为癃也，巢氏云：膀胱与肾为表里，而俱主水，热气太盛，故令结涩，小便不通，腹胀气急，甚者水气上逆，令主腹痛呕，乃至于死，其脉紧而滑直者是也。

---

① 在：文瑞楼本作"及"。

广济方

冬葵子　滑石　茯苓　通草_{各三两}　茅根_{四两}　芒硝_{二两，}
_{汤成下}

水煮分温三服，相去如人行六七里。若不得溺，急闷欲
绝者，以盐二升，大铛中熬，以布绵裹脐下，按之小便当渐
通也。曾试有验。

《圣济总录》方

独颗大蒜一枚，栀子仁三七枚，盐花少许，三味捣烂[①]
摊纸上，贴脐，良久即通，未通，涂阴囊上立通。

掩脐法

连根葱勿洗，带土生姜一块，淡豆豉二十一粒，盐二匙，
同研烂，捍饼烘热掩脐中，以帛扎定，良久气透自通，不然
再换一剂。

有肺热不降者，东垣曰：小便闭而不渴者，热在下焦血
分，真水不足，膀胱干涸，乃无阴则阳无以化，法宜苦寒之
属，以补肾与膀胱，使阴气行而阳自化，则小便自通。其渴
者，热在上焦气分，肺中伏火，不能生水，膀胱绝其化源，
宜气味俱薄淡渗之药，以泻肺火，清肺金而滋水之化源。

百合饮子 《外台》

桑白皮_{六分}　通草　百合_{各八分}　白茅根_{一分}

水四升，煮取二升，去滓温服。

有下焦阳虚不化者，夫肾开窍于二阴，肾中阳虚，则二
阴之窍闭，闭则大小便俱不得出，如重阴沍[②]寒，地道闭塞，

---

① 捣烂：赵本、文瑞楼本为"烂捣"，据医学大成本乙正。

② 沍（hù互）：寒冷。

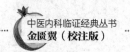
惟与白通汤多加葱白，阳气一至，二便立通矣。

白通汤

葱白四茎　干姜一两　附子一枚

上三味，以水三升，煮取一升，去滓，分温再服，加人尿五合尤佳。伤寒并用猪胆者，所以从上焦格拒之阴，此病独加人尿者，所以通阴中闭塞之阳也。

有下焦阴虚而阳不化者，其状脚膝软弱无力，阴汗阴痿，足热不能履地，不渴而小便闭，是不可以淡渗之剂利之，利之则阴愈竭，而水益不行矣。宜苦寒之属，以补肾与膀胱，所云使阴气行而阳自化也。

滋肾丸

黄柏酒洗，焙，二两　知母酒洗，焙，一两　肉桂一钱

上为细末，熟水丸芡实大，每服百丸，加至二百丸，百沸汤空心下。

《内经》曰：热者寒之。又云：肾苦燥，急食辛以润之。以黄柏之苦寒泻热，补水润燥，故以为君；以知母苦寒泻肾火，故以为佐；肉桂辛热，寒因热用也。

丹溪云：诸淋皆属于热，余每用滋肾丸，每百丸，可用四物汤加甘草梢、杜牛膝、木通、桃仁、滑石、木香煎汤，空心吞服。兼灸三阴交，如鼓应桴，累试累验。

有转胞不得小便者，由胞为热所迫，或强忍小便，俱令水气迫于胞，屈辟不得充张，外水应入不得入，内水应出不得出，小腹急痛，不得小便，不治害人。亦有虚人，下焦气冷不治，胞系了戾者，宜分而治之。

滑石散

寒水石二两　葵子一合　滑石一两　乱发灰　车前子　木通各一两

上剉散，水一斗，煮取五升，时时服，一剂即利。

八味丸 治肾虚小便不通，或过服凉药而闭涩愈甚者，及虚人下元冷，胞转不得小便，膨急切痛，经四五日困笃欲死者，每服五十丸，温盐汤下。

小便闭尿满方

小青菜① 炒枳壳

不拘分两，煎汤熏洗即通。

小便不禁

有命门阳衰，不能约束水液者，经所谓水泉不止，膀胱不藏，乃失守之死候也。急宜温固肾气，多有生者。

《济生》菟丝子丸

菟丝子_{制，二两} 肉苁蓉_{酒浸，二两} 牡蛎_煅 桑螵蛸_{酒炙，五钱} 五味子 鹿茸_{酒炙，各二两} 鸡膍胵②_{炙干，五钱} 附子_{炮，二两}

上为末，酒糊丸桐子大，每服七十丸，空心盐汤温酒任下。

有脾肺气虚，不能约束水道而病为不禁者，《金匮》所谓上虚不能制下者也，宜补中益气之属为主，而以固涩之剂佐之。张景岳曰：小便不禁，古方多用固涩，此亦治标之意，而非塞源之道也。盖水虽主于肾，而肾上连肺，若肺气无权，则肾水终不能摄，故治水者必先治气，治肾者必先治肺，不然徒障狂澜，无益也。

又古方书论小便不禁，有属热属虚之辨，不知不禁之谓，

① 菜：医学大成本此后有"子"。
② 鸡膍胵（bì chī 毕吃）：鸡内金。

乃以小水太利为言，皆属虚寒，何有热证。若因热而小便频数，则淋沥点滴，不能禁止，而又出之不快，或多痛涩，非遗失不禁之谓矣。倘以虚寒误认为热，而妄投泻火之剂，岂不殆哉。

巢氏云：人睡中尿出者，是其素禀阴气偏盛，阳气偏虚，膀胱与肾气俱冷，不能制于水，而夜卧阳气衰状，不能制于阴，阴气独盛，则小便多，或不禁而遗尿也。

治之方

雄鸡肝①　桂心

二味等分捣为丸，服如小豆大一枚，日三服。

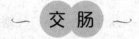

交肠者，大小便易位而出，由冷热不调，阴阳不顺，而气乱于下也。妇人多有此证。

加减四物汤

四物五钱　益元散二钱半②

水酒各一盏，煎至八分，去滓，空心温服③。

按： 此证前人有以五苓散为法者，此又一法也。

------

① 肝：文瑞楼本作"肠"。
② 半：文瑞楼本作"五分"。
③ 水酒……温服：文瑞楼本作"水酒各半煎，空心温服"。

一法　以旧乌纱帽，烧灰服者①。

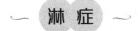

诸淋

诸淋者，由肾虚而膀胱热也。肾气通于阴，阴，津液下流之道也。膀胱与肾为表里，为津液之府，肾虚则小便数，膀胱热则水下涩，数而且涩，则淋沥不宣，故谓之淋。其状小便数起少出，少腹弦急，痛引于脐，有石淋、劳淋、血淋、气淋、膏淋之异。

透格散

硝石一两

不夹泥土，雪白者，生研为末，每服二钱。

劳淋，劳倦虚损，小便不出，小腹急痛，葵子米煎汤下，通后便须服补虚丸散。血淋，小便不出，时下血，疼痛满急。热淋，小便热赤色，脐下急痛，并用冷水调下。气淋，小腹满急，尿后常有余沥，木通煎汤下。石淋，茎内痛，尿不能出，内引小腹，膨胀急痛，尿下沙石，令人闷绝。将药末先入铫内，隔纸炒至焦为度，再研，用温水调下，并空心调药，使消如水，乃服之。沈存中②《灵苑方》

———————————

① 　者：文瑞楼本此后有"此取阳气冲上之义，又取漆能行败血也"。

② 　沈存中：即沈括。字存中，北宋政治家、科学家。

　　淋症所感不一，或因房劳，或因忿怒，或因醇酒厚味。房劳者，阴虚火动也。忿怒者，气动生火也。醇酒厚味者，酿成湿热也。积热既久，热结下焦，所以淋沥作痛。初则热淋、血淋，久则煎熬水液，稠浊如膏，如沙，如石也。夫散热利小便，只能治热淋、血淋而已①，其膏、石、沙淋，必须开郁行气，破血滋阴方可也。古方用郁金、琥珀，开郁也。青皮、木香，行气也。蒲黄、牛膝，破血也。黄柏、生地黄，滋阴也。东垣治小腹痛，用青皮、黄柏，夫青皮疏肝，黄柏滋肾，盖小腹乃肝肾部位也。

沙石淋

　　沙石淋者，膀胱结热，水液燥聚，有如沙石，随溺而出，其大者留碍水道，痛引小腹，令人闷绝也。

人参散方

人参　通草　青盐研　海金砂别研，各一钱　莎草根炒去毛，半两

上为散，合研匀，每服二钱，空心米饮下。

海金沙散

海金沙　滑石　石膏　木通　井泉石碎　甘草炙

上六味，等分为散，煎灯心汤调下二钱，不拘时。

鳖甲散

鳖甲烧存性，捣罗为散，每服三钱，空心温酒调下。

茅根汤

茅根细切，一斤　葛花为末，一两　露蜂房为末，二两

上分三服，每服以水三盏，煎温服。

---

① 已：赵本、医学大成本作"巳"，据文瑞楼本改。

《三因》**石燕丸**　治石淋，因忧郁气注下焦，结所食咸气而成，令人小便碜①痛不可忍，出沙石而后小便通。

石燕火烧通赤，水中淬三次，研极细水飞，焙干　石韦去毛　瞿麦穗　滑石各一两

上为细末，面糊丸梧子大，每服十丸，食前用瞿麦、灯心煎汤送下，日二三服。

《外台》**疗石淋方**

石首鱼头十四枚　当归等分

二味杵散，以水二升，煮一升，顿服立愈，或单服鱼头石亦佳。

白茅汤　治妇人产后诸淋，无论膏石冷热皆治之。

白茅根五钱　瞿麦　白茯苓各二钱半　滑石七分　人参各一钱二分半　蒲黄　桃胶　葵子各七分　甘草五分　紫贝二个，煅　石首鱼头中骨四个，煅

上剉，分二帖，入姜三片，灯心二十茎，空心水煎服。

劳淋

劳淋者，劳伤肾气，内生虚热，热传膀胱，气不施化，以致小便淋涩作痛。此证劳倦即发，故谓之劳淋，其候小腹痛引茎中者是也。

菟丝子丸　治肾劳虚损，溲便不利，淋沥不已。

菟丝子酒浸，别研　人参　黄芪　芍药　滑石各一两　木通车前各一两　黄芩三分　冬葵子一合，炒

上为末，蜜丸梧子大，每服二十丸，食前温酒或盐汤下，日二。

---

①　碜（chěn 掺）：东西里夹杂着沙子。医学大成本作"郁"。

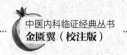

白芍药丸　治劳淋，小腹痛，小便不利。

白芍药　熟地黄　当归　鹿茸_{各一两}

上细末蜜丸，梧桐子大，每服三十丸，阿胶汤下。

血淋

血淋者，热在下焦，令人淋闭不通，热盛则搏于血脉，血得热而流溢，入于胞中，与溲便俱下，故为血淋也。

白茅根汤

白茅根　芍药　木通　车前子_{各三两}　滑石_碎　黄芩_{各一两半}乱发_{烧灰，半两}　冬葵子_{微炒，半两}

上八味捣筛，每服三钱，水煎温服，日三。

鸡苏散

鸡苏叶　竹叶_{各二两}　滑石　木通_{各五两}　小蓟根_{一两}　生地黄_{六两}

每服五钱，水煎温服，不拘时，以利为度。

四汁饮

葡萄汁　生藕汁　生地汁　蜜_{五合}

上俱取自然汁，与蜜和匀，每服七分一盏，银石器内慢火煎沸，温服不拘时。

瞿麦汤　治血淋、尿血。

烂滑石　赤芍　瞿麦穗　车前子_生　赤茯苓　石韦_{去毛}桑白皮_炒　阿胶_炒　黄芩　生地黄_{洗焙}　甘草_炙　白茅根_{等分}

上为细末，每服二钱，人发灰一钱，沸汤调下。

琥珀散

琥珀为细末，每服二钱，灯心一握，脑荷少许，煎汤调下。

茅根饮子张仲文方　治胞络中虚热，小便赤淋，此心气虚而热气乘之也。

茅根一升　茯苓三两　人参　干地黄各①二两

上四味，以水五升，煮取一升五合，分温五六服，一日服尽验。

又方陶氏

苎根十枚，水五升，煮取二升，一服血止，神验。

《本事》火府丹　治心经蕴热，小便赤少，五淋塞痛。

生干地黄二两　黄芩一两　木通三两

上为末，炼蜜丸桐子大，每五十丸，灯心汤下。

新定

生地三钱　麦冬二钱　茅根五钱　竹叶三钱　滑石二钱　葵子一钱　川木通一钱　黄芩一钱

上作一服，水煎服。虚人用缓，加甘草五分；实人用急，加川芒硝一钱。

牛膝膏　治死血作淋。

牛膝四两，去芦，酒浸一宿　桃仁去皮，炒　归尾酒浸，各一两　生地　赤芍各一两五钱　川芎五钱

上剉片，用甜水十钟，炭火慢慢煎至二钟，入麝香少许，分作四次，空心服。

气淋

气淋者，气闭不能化水，病从肺而及于膀胱也。其候小腹满，尿涩常有余沥。许仁则②云：气淋者，气壅小便不通，

---

① 各：赵本、医学大成本、文瑞楼本均无，据文义补。

② 许仁则：唐代医家，撰有《子母秘录》。

遂成气淋。此病自须根据前疗水气法，然亦有气热不能化水者，当以清肺金为主也。

瞿麦汤

瞿麦 桑白皮 甘草炙，各半两 木通 赤茯苓 陈皮去白，各一两 滑石碎，一两半 冬葵子炒，一合

上共八味捣筛，每服三钱，入葱白二寸，同煎，温服。

桑白皮汤 治气淋结涩，溲便不利。

桑白皮一两 茅根二两半 木通 干百合各二两

上捣筛，每服三钱，水煎，温服无时。

石韦散

石韦去毛 赤芍各半两 白茅根 木通 瞿麦 川芒硝 葵子各一两 木香一两 滑石二两

上咬咀，每服四钱，水一盏，煎至六分，去滓，食前温服。

沉香散 治气淋，多因五内郁结，气不宣行，阴滞于阳而致壅闭，小腹胀满，便溺不通。

沉香 石韦去毛 滑石 王不留行 当归各半两 葵子白芍各七钱半 橘皮 甘草各二钱半

上为散，每服二钱，煎大麦汤下。

膏淋

膏淋者，小便肥浊，色若脂膏，故名膏淋，亦曰肉淋。

磁石丸

磁石火煅醋淬三七次 肉苁蓉酒浸，切焙 泽泻 滑石各一两

上为末，蜜丸梧子大，每服三十丸，温酒下，不拘时。如脐下妨闷，加沉香一钱，以行滞气。

秋石丸　此《直指》方也，治浊气干清，精散而成膏淋，黄白赤黯，有如肥膏蜜油之状。

白茯苓一两　桑螵蛸蜜炙　鹿角胶捣碎，炒黄　秋石各半两

上研末，糕糊丸梧子大，每服五十丸，人参煎汤下。

《三因》鹿角霜丸

鹿角霜　白茯苓　秋石各等分

上为细末，糊丸梧子大，每服五十丸，米饮下。

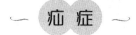

疝症统论

昔人论疝，有专主厥阴经者，有专主任脉者，有兼言五脏者。主厥阴者，谓肝之脉环阴器，抵少腹，是厥阴之分，乃受疝之处也。主任脉者，谓《内经》任脉为病，男子内结七疝，故任之脉，为疝之源也。兼五脏者，谓《内经》心脉搏急为心疝，肺脉沉搏为肺疝，又太阴脉滑为脾风疝，太阳脉滑为肾风疝，少阳脉滑为肝风疝之类是也。以愚观之，则疝病未有不本于肝者，盖任为阴脉之海，其脉同足厥阴并行腹里，而五脏之疝，其脉曰搏急，曰滑。夫搏急是肝脉，滑则为病，风气通于肝，故任脉诸脏，虽皆有疝，莫不连合肝经。所谓有形如瓜，有声如蛙，或上于腹，或下于囊者，方可谓之疝病。其不与肝相干者，则不得谓之疝矣。至论疝病之因，有主寒者，有主湿热者，有火从寒化者。要之疝病，

不离寒湿热三者之邪寒则急，热则纵，湿则肿，而尤必以寒气为之主。其有热者，寒邪郁热于内，非热能病疝，亦非热能变寒也，故曰热为寒郁则可，热从寒化则不可。又疝者痛也，不特睾丸肿痛为疝，即腹中攻击作痛，控引上下者，亦得名疝。所以昔贤有腹中之疝与睾丸之疝之说。戴人且谓妇人亦有疝。凡血涸不月，少腹有块等症皆是，要不离乎肝经为病，盖肝者藏血主筋而其气暴，且善攻冲也。

诸疝名状，巢氏、戴人言之最详。巢氏辨列七疝，曰厥，曰癥，曰寒，曰气，曰盘，曰胕，曰狼。其厥热心痛，吐食不下者，名曰厥疝。腹中气乍满，心下尽痛，气积如臂者，曰癥疝。寒饮食，即胁下腹中尽痛，曰寒疝。腹中乍满乍减而痛，曰气疝。腹中痛在脐旁，曰盘疝。腹中脐下有积聚，曰胕疝。小腹与阴相引而痛，大便难，曰狼疝。此皆痛在心腹之疝也。戴人亦分七疝，曰寒，曰水，曰筋，曰血，曰气，曰狐，曰癫。寒疝，其状囊冷①，结硬如石，阴茎不举，连控睾丸而痛，得之坐卧湿地及砖石，或冬月涉水，或风冷处使内过劳，宜以温剂下之，久而无子。水疝，其状肾囊肿痛，阴汗时出，或囊肿状如水晶，或囊痒搔出黄水，或小腹按之作水声，得之饮水，或醉酒使内过劳，汗出而遇风寒湿之气聚于囊中，故水多令人为卒疝，宜以逐水之剂下之。筋疝，其状阴茎肿痛，或溃或脓，或里急筋缩，或茎中痛，痛极则痒，或挺纵不收，或白物如精，随溲而下，得之房室劳伤及邪术所使，宜以降心火之药下之。血疝，其状如黄瓜，在小

---

① 冷：医学大成本此前有"气"。

腹两旁，横骨两端约中，俗云便痈，得之春夏重感大燠①，劳于使内，气血流溢，渗入脬囊，留而不去，结成痈肿，脓少血多，宜以和血之剂下之。气疝，其状上连肾区，下及阴囊，或因号哭忿怒，则郁久而胀，号哭怒罢，则气散者是也，宜以散气之剂下之。狐疝，其状如瓦，卧则入小腹，行立则出腹入囊中，狐昼出穴而溺，夜入穴而不溺，此疝出入上下往来，正与狐相类，亦与气疝大同小异也。宜以逐气流经之药下之。癞疝，其状阴囊肿缒，如升如斗，不痒不痛，得之地气卑湿所生，故江淮之间，湫溏之处，多感此疾，宜以去湿之药下之，此皆痛在睾丸之疝也。

温剂

温法有二，外入之寒，温必兼散。内生之寒，温必以补。子和论疝多从劳内得之，然并不立补法。愚谓寒从外入者，其病多实。寒从内生者，其病多虚。设不能辨而概与散法，难免虚虚之咎矣。余采当归、羊②肉等方，以补子和之未备，且遵仲景之旧法也。

《和剂》胡芦巴丸 治疝气偏坠，痛不可忍，甚则呕吐闷乱。

胡芦巴炒，一斤 川楝子去核，炒，一斤二两 川乌炮去皮 巴戟去心，炒，各六两 茴香盐水炒，十二两 吴茱萸洗，炒，十两

上为末，酒糊丸如梧子大，每服十五丸至二十丸，空心温酒下，食前。一方有黑牵牛。

---

① 燠（yù育）：暖，热。
② 羊：医学大成本作"荬"。

乌头桂枝汤仲景　治寒疝，腹中痛，逆冷，手足不仁。

乌头

上一味，以蜜二斤，煎减半，去滓，以桂枝汤五合解之，得一升，初服二合，不知即服三合，又不知，复加至五合。其知者如醉状，得吐者为中病。桂枝汤和营卫，散寒邪，止痛。乌头直入厥阴，逐寒气，用蜜煎者，缓其毒也。一方只用乌头，水煮去滓，内蜜煎，令水气尽，服之，名乌头煎。

当归生姜羊肉汤

当归三两　生姜五两　羊肉一斤，精者

水八升，煮取三升，温服七合，日三服。若寒多者，加生姜十片；痛多而呕者，加陈皮二两，白术一两①。

《金匮》治寒疝，腹中痛，及胁痛里急者，当归生姜羊肉汤主之②。《衍义》云：服之无不应验。有一妇人产当寒月，寒气入产门，脐以下胀满，手不欲犯，此寒疝也。师将与抵当汤，谓有瘀血，非其治也，与仲景羊肉汤，二服而愈。

海藏附子建中汤

桂　白芍　甘草　饴糖　附子制　白蜜　生姜

此温养营血之剂，亦有虚在气分者。丹溪云：疝有挟虚而发者，其脉不甚沉紧，而豁大无力者是也。然其痛亦轻，唯觉重坠牵引耳。当以参术为君，疏导药佐之，如桃仁、川楝、茱萸、木香、橘核之类是也。

---

①　两：文瑞楼本后有"《心曲》云：此治寒多而血虚者之法，血虚则脉不荣，寒多则脉细急，故腹胁痛而里急也"。
②　之：文瑞楼本后有"徐洄溪云：精不足者，补之以味，此方是也"。

逐水之剂

醉后饮水过多，脾气不化，则流入下焦，或房劳汗出入水，肾气不治，则渗入胕囊，此水疝之源也。子和以导水禹功，治蔡参军疝痛，泻水三十余行，肿痛立消，盖必决去其水，而疝乃愈。若杂进姜、附，水湿为燥热所壅，则三焦闭塞，水道不行，而肿痛益甚矣。

禹功散

黑丑头末，四两　茴香炒，一两

上为末，以生姜自然汁，调一二钱，临卧服。

宣胞丸　治外肾肿痛。

黑牵牛半生半熟，取头末，一两　川木通炒，一两　青木香一两，用盐蜇七枚，同炒香

上为细末，酒糊为丸，如梧子大。每服三十丸，温酒下。

除湿之剂

水湿同气也。然水汪洋而湿淹濡，故水可逐而湿宜渗，水成形而湿化气，故水无阳而湿有热。子和水疝、癞疝所由分也。学人辨诸。

《元戎》加味五苓散

术　茯苓　猪苓　泽泻　肉桂　川楝子

上为末。

降心火之剂

治疝降心火之说，子和语焉而未详。戴氏有心火下降，则肾水不患不温之语，然与子和之治不同。子和所谓降心者，

治在筋疝，茎肿痛，溃脓血。戴氏所谓降心者，治在木肾顽痹，结硬如石。大抵子和主清降，使心火下泄，如加味通心散之类。戴氏主咸降，使心火下济，如海藻溃坚丸之类，然而治法悬殊矣。

加味通心散 治膀胱实热，小肠气痛。

瞿麦穗 木通去皮节 栀子仁 黄芩 连翘 甘草 枳壳去瓤 川楝去核，各等分

上剉散，每服五钱，水一盏半，灯心二十茎，车前草五茎，同煎，空心温服。

海藻溃坚丸 治木肾如斗，结硬如石。

海藻 昆布 川楝实 吴茱萸汤泡，各一两 木香 青皮 小茴香 荔枝核炒 延胡索炒 肉桂各五钱 海带 橘核炒 桃仁麸炒，去皮炒，各一两 木通七钱

酒糊丸梧子大，每服六十丸，温酒盐汤任下。

和血之剂

子和所谓血疝，即今人所谓囊痈也。睾丸肿痛，溃出脓血，以病在血分，故名血疝。血行则疝亦愈，故当和血。

桃仁当归汤 治疝因瘀血作痛。

桃仁去皮，二钱 当归梢酒洗 延胡索各一钱半 川芎 生地黄 赤芍药 吴茱萸 青皮醋炒，各一钱 牡丹皮八分

水二钟，姜三片，煎八分，食前服。

散气之剂

气聚则塞，气散则通，是痛之休作，由气之聚散也。故

曰治疝必先治气。

青木香丸

黑牵牛二十两，炒香，取末十二两　补骨脂炒　荜澄茄各四两
木香二两　槟榔用酸粟米饭裹湿纸包，火中煨令纸焦，去饭，四两

上为细末，清水滴为丸，如绿豆大，每服三十丸，熟水下。

寒热兼行之剂

疝气有寒束于外，郁热在内，攻刺急痛者，法必寒热兼行，如仓卒散之类。丹溪云：用之无有不效。盖川乌头，治外束之寒；山栀仁，治内郁之热也。

仓卒散

山栀仁四十九个，烧半过　附子一枚，炮

上剉散，每服二钱，水一盏，酒半盏，煎七分，入盐一捻，温服即愈。

丹溪方

山栀仁　川乌　吴茱萸　橘核　桃仁各等分

上研，水煎服。

逐气流经之剂

许学士云：疝病多因虚而得之，不可以虚而骤补，邪之所凑，其气必虚，留而不去，其病则实，故必涤去所蓄之邪，然后补之，是以治疝诸药，多借巴豆气者，盖为此也。

天台乌药散东垣，下同

天台乌药　木香　茴香炒　青皮去白　良姜炒，各五钱①

---

① 各五钱：医学大成本作"各五分"，文瑞楼本作"各五"。

槟榔剉，二枚　川楝十个　巴豆十四枚

上八味，先以巴豆打碎，同楝实用麸炒，候黑色，去巴豆、麸俱不用，外为细末，每服一钱，温酒调下。

川楝子散

川楝子剉碎，用巴豆十四粒打破，一处炒黄色，去巴豆　木香　茴香盐一匙炒黄，去盐，各一两

上为细末，每服二钱①，空心食前，温酒调下。

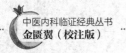

诊候生死要法

五脏者，中之守也。中脏盛满，气胜伤恐者，声如从室中言，是中气之湿也。言而微，终日乃复言者，此夺气也。衣被不敛，言语善恶不避亲疏者，此神明之乱也。仓廪不藏，是门户不要也。水泉不止者，是膀胱不藏也。得守者生，失守者死。

五脏者，身之强也。头者精明之府，头倾视深，精神将夺矣。背者胸中之府，背曲肩随，府将坏矣。腰者肾之府，转摇不能，肾将惫矣。膝者筋之府，屈伸不能，行则偻附，筋将惫矣。骨者髓之府，不能久立，行则振掉，骨将惫矣。得强则生，失强则死。《脉要精微论》

人一呼脉四动以上曰死，脉绝不至曰死，乍疏乍数曰死。

---

① 钱：赵本、医学大成本作“钟”，据文瑞楼本改。

人无胃气曰逆，逆者死。脉从阴阳病易已，脉逆阳阳病难已。脉得四时之顺，曰病无他，脉反四时，及不间藏，曰难已。

春夏而脉瘦，秋冬而脉浮大，命曰逆四时也，风热而脉静，泄而脱血脉实，病在中脉虚，病在外脉涩坚者，皆难治。命曰反四时也。

水谷为本，故人绝水谷则死，脉无胃气亦死，所谓无胃气者，但得真脏脉，不得胃气也。

平心脉来，累累如连珠，如循琅玕，曰心平。夏以胃气为本，病心脉来，喘喘连属，其中微曲，曰心病。死心脉来，前曲后居，如操带钩，曰心死。平肺脉来，厌厌聂聂，如落榆荚，曰肺平。秋以胃气为本，病肺脉来，不上不下，如循鸡羽，曰肺病。死肺脉来，如物之浮，如风吹毛，曰肺死。平肝脉来，软弱招招，如揭长竿末梢，曰肝平。春以胃气为本，病肝脉来，盈实而滑，如循长竿，曰肝病。死肝脉来，急益劲，如新张弓弦，曰肝死。平脾脉来，和柔相离，如鸡践地，曰脾平。长夏以胃气为本，病脾脉来，实而盈数，如鸡举足，曰脾病。死脾脉来，锐坚如鸟之喙，如鸟之距，如屋之漏，如水之流，曰脾死。平肾脉来，喘喘累累如钩。按之而坚，曰肾平。冬以胃气为本，病肾脉来，如引葛，按之益坚，曰肾病。死肾脉来，发如夺索，辟辟如弹石，曰肾死。

《平人气象论》

形气相得，谓之可治。色泽以浮，谓之易已。脉从四时，谓之可治。脉弱以滑，是有胃气，命曰易治，取之以时。形气相失，谓之难治。色夭不泽，谓之难已。脉实以坚，谓之

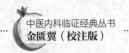

益甚。脉逆四时，为不可治。所谓逆四时者，春得肺脉，夏得肾脉，秋得心脉，冬得脾脉，其至皆悬绝沉涩者，名曰逆四时。

五实死，五虚死。脉盛，皮热，腹胀，前后不通，闷瞀，此为五实。脉细，皮寒，气少，泄利前后，饮食不入，此谓五虚。浆粥入胃，泄注止，则虚者活。身汗，得后利，则实者活。《玉机真藏论》

形盛脉细，少气不足以息者危。形瘦脉大，胸中多气者死。形气相得者生，参伍不调者病。三部九候，皆相失者死。上下左右之脉，相应如参舂者病甚；上下左右相失，不可数者死。中部之候虽独调，与众脏相失者死。中部之候相减者死。目内陷者死。脱肉身不去者死，真脏脉见者死。

九候之脉，皆沉细悬绝者，为阴主冬，故以夜半死。盛躁喘数者，为阳主夏，故以日中死。寒热病者，以平旦死。热中及热病者，以日中死。病风者以日夕死。病水者以夜半死。其脉乍疏乍数，乍迟乍疾者，日乘四季死。形肉已脱，九候虽调犹死。七症虽见，九候皆从者不死。

脉不往来者死。皮肤着者死。

瞳子高者，太阳不足；戴眼者，太阳已绝，此决死生之要也。《三部九候论》

乳子而病热，脉悬小者，手足温则生，寒则死。乳子中风热，喘鸣肩息者，脉实大也，缓则生，急则死。

肠澼便血，身热则死，寒则生。肠澼下白沫，脉沉则生，浮则死。肠澼下脓血，脉悬绝则死，滑大则生。肠澼之属，身不热，脉不悬绝者，滑大者曰生，悬涩者曰死。

癫疾脉搏大滑，久自已；脉小坚急，死不治。癫疾之脉，虚则可治，实则死。

消瘅虚实，脉悬小坚，病久不可治。脉实大，病久可治。《通评虚实论》

阳从左，阴从右，老从上，少从下，是以春夏归阳为生，归秋冬为死；反之则归秋冬为生。

一上一下，寒厥到膝，少者秋冬死，老者秋冬生。

形弱气虚死。形气有余，脉气不足死。脉气有余，形气不足生。《方盛衰论》

得守者生，失守者死；得神者昌，失神者亡。《本病论》

平人而气胜形者寿；病而形肉脱，气胜形者死，形胜气者危。《寿夭刚柔篇》

热病七八日，脉微小，病者溲血，口中干，一日半死，脉代者一日死。

热病已得汗出，而脉尚躁，喘且复热，喘甚者死。

热病七八日，脉不躁，躁不数散，后三日中有汗，三日不汗，四日死。

热病不知所痛，耳聋不能自收，口干阳热甚，阴颇有寒者，热在髓，死不可治。

热病已得汗而脉尚躁盛，此阴脉之极也，死；其得汗而脉静者生。热病脉盛躁而不得汗者，此阳脉之极也，死；脉盛躁得汗静者，生。

热病不可刺者有九：一曰汗不出，大颧发赤，哕者死。二曰泄而腹满盛者死。三曰目不明，热不已者死。四曰老人婴儿，热而腹满者死。五曰汗不出，呕下血者死。六曰舌本烂，热不止者死。七曰咳而衄，汗不出，出不至足者死。八

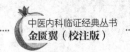

曰髓热者死。九曰热而痉者死。腰折、瘛疭、齿噤齘①也。凡此九者，不可刺也。《热病篇》

热病脉静，汗出已，脉盛躁，是一逆也。病泄脉洪大，是二逆也。着痹不移，䐃②肉破，身热脉偏绝，是三逆也。淫而夺形，身热色夭然白，及后下血衃③，血坏笃重，是四逆也。寒热夺形，脉坚搏，是谓五逆也。

脉一呼再至曰平，三至曰离经，四至曰夺精，五至曰死，六至曰命绝，此至之脉也。一呼一至曰离经，再呼一至曰夺精，三呼一至曰死，四呼一至曰绝命，此损之脉也。损之为病，一损损于皮毛，皮聚而毛落；二损损于血脉，血脉虚少，不能荣于五脏六腑；三损损于肌肉，肌肉消瘦，饮食不能为肌肤；四损损于筋，筋缓不能自收持；五损损于骨，骨痿不能起于床，反此者至脉之病也，从上下者，骨痿不能起于床者死；从下上者，皮聚而毛落者死。脉来一呼再至，一吸再至，不大不小曰平。一呼三至，一吸三至，为适得病。前大后小，即头痛目眩，前小后大，即胸满短气。一呼四至，一吸四至，病欲甚，脉洪大者，苦烦满；沉细者，腹中痛；滑者伤热；涩者中雾露。一呼五至，一吸五至，其人当困，沉细夜加，浮大昼加，不大不小，虽困可治，其有大小者难治。一呼六至，一吸六至，为死脉也。沉细夜死，浮大昼死。一呼一至，一吸一至，名曰损，人虽能行，犹当着床，所以然者，血气皆不足故也。再呼一至，再吸一至，名曰无魂，无

① 齘（xiè 谢）：牙齿相磨切。
② 䐃（jùn 俊）：筋肉结聚的地方。
③ 衃（pēi 呸）：瘀血。

魂者当死也，人虽能行，名曰行尸。上部有脉，下部无脉，其人当吐，不吐者死。上部无脉，下部有脉，虽困无能为害。所以然者，人之有尺，譬如树之有根，枝叶虽枯槁，根本将自生，脉①有根本，人有元气，故知不死。

扁鹊云：筋绝不治，九日死。手足爪甲青黑，呼骂口不息也。

---

① 脉：赵本、医学大成本无，据文瑞楼本补。